RÈGLEMENT

SUR

LE SERVICE SANITAIRE

DANS LES

ARMÉES FÉDÉRALES,

CONTENANT

1° L'organisation du service sanitaire et une instruction pour le Médecin en chef et pour les Chirurgiens principaux de Division.

2° Les Instructions pour les Officiers de santé et les Employés des Corps, des Ambulances et des Hôpitaux fixes.

PUBLIÉ PAR ORDRE DE LA HAUTE DIÈTE, ENSUITE DE SA DÉCISION DU 21 FÉVRIER 1831.

Traduit en français sur l'édition officielle, revu et approuvé par la Commission d'inspection militaire fédérale.

LAUSANNE,

IMPRIMERIE DE SAMUEL DELISLE.

1834.

PREMIÈRE PARTIE.

ORGANISATION DU SERVICE SANITAIRE ET INS-
TRUCTION POUR LE MÉDECIN EN CHEF ET POUR
LES CHIRURGIENS PRINCIPAUX DE DIVISION.

CHAPITRE Ier.

ORGANISATION DU SERVICE DE SANTÉ.

Personnel.

§ 1.

Le service sanitaire relève du Commissariat des
guerres fédéral. Tout le personnel de l'armée destiné à cè service est placé sous les ordres du Commissaire des guerres en chef et du *Médecin en chef*,
qui lui est subordonné immédiatement. Tous les
employés inférieurs obéissent en tout, et particulièrement dans l'exercice de leurs fonctions chirurgicales ou médicales, au Médecin en chef Directeur
et Inspecteur de tout le service sanitaire.

§ 2.

Six aides sont placés immédiatement après le Médecin en chef ; ils portent le nom de *Chirurgiens
principaux de division.* Ces derniers dirigent les
hôpitaux militaires mobiles ou *ambulances* attachées à une division de l'armée, sous les ordres et

d'après les instructions du Médecin en chef ; ils surveillent les Chirurgiens militaires placés auprès des troupes. En tems de paix , ils sont chargés des fonctions relatives au service fédéral , auxquelles les appelle le Médecin en chef.

§ 3.

Chaque bataillon d'infanterie entre en campagne suivi d'un *Chirurgién de bataillon* et de deux *Sous-Chirurgiens*.

Chaque compagnie d'artillerie est pourvue d'un *Chirurgien d'artillerie.*

Les corps qui n'ont pas de Chirurgien , tels que carabiniers , cavalerie, etc., sont remis aux soins des Chirurgiens d'infanterie et d'artillerie.

A chaque hôpital militaire mobile complet ou *division d'ambulance* sont attachés 4 Chirurgiens de 1re classe , 6 de 2e et 6 de 3e classe.

Chaque *hôpital militaire stationnaire*, principal ou secondaire , est placé sous la direction d'un *Médecin d'hôpital*, auquel on adjoint un nombre suffisant de *Chirurgiens* de différentes classes.

§ 4.

Les *fraters* des compagnies remplissent auprès de leurs corps respectifs le rôle d'*infirmier*.

Un *économe* et 14 *infirmiers réguliers* sont attachés à une division d'ambulance organisée suivant l'ordonnance.

Le nombre des infirmiers peut être augmenté, suivant les circonstances, par des *infirmiers irréguliers*. S'il est nécessaire, on pourra établir des personnes spécialement chargées de la cuisine, du blanchissage et de la coutellerie.

Dans les hôpitaux stationnaires principaux ou secondaires, le nombre des infirmiers dépend de la grandeur de l'établissement et de ses besoins momentanés. Dans tous les cas, l'entretien des malades et le soin du matériel de ces établissemens, sont confiés à un *économe*.

§ 5.

Le Médecin en chef est nommé par la Diète, sur la présentation de la Commission d'inspection militaire fédérale.

Cette Commission choisit elle-même les Chirurgiens principaux de division, sur la proposition du Commissaire en chef des guerres. Le Médecin en chef dresse la liste de présentation d'après les renseignemens pris auprès des autorités sanitaires des Cantons.

Les Cantons nomment tous les Chirurgiens militaires destinés aux divers corps et aux ambulances ; ils pourvoient les compagnies de fraters et les ambulances d'infirmiers réguliers.

Le tableau *supplément N°* 1 présente la distribution du personnel des ambulances pour chaque Canton.

§ 6.

Le Médecin en chef (inspecteur du service de santé), doit être doué de connaissances scientifiques étendues, et versé dans les diverses branches de la médecine et de la chirurgie.

Les Chirurgiens principaux de division doivent être médecins instruits, et chirurgiens voués spécialement à la pratique des opérations chirurgicales.

Tous les Chirurgiens militaires doivent avoir subi des examens de médecine et de chirurgie, et être munis de patentes.

Les gouvernemens pourvoiront aux places de frater et d'infirmier, en choisissant des hommes robustes, actifs et de mœurs irréprochables, sachant soigner les malades et ayant quelqu'habitude de déligation populaire.

§ 7.

Les Cantons transmettent les nominations de leurs Chirurgiens militaires à la Commission d'inspection militaire fédérale, qui les communique au Médecin en chef, afin que ce dernier puisse entrer en communication avec ces Chirurgiens.

Lorsqu'il s'agit d'organiser les ambulances, le Commissaire des guerres en chef choisit, sur la proposition du Médecin en chef, le personnel qu'il veut mettre en activité de service. Il cherchera à composer ce personnel d'une manière appropriée aux circonstances, en attachant à chaque division d'ambulance au moins trois hommes, qui connaissent bien la contrée dans laquelle elle est appelée à servir.

§ 8.

Les Médecins et Chirurgiens d'hôpitaux stationnaires seront choisis par le Commissaire des guerres en chef, parmi les gens de l'art patentés les plus capables de ce service, et sur la proposition du Médecin en chef. Leur nomination est soumise à l'approbation réglementaire du Conseil de guerre.

Les Economes des ambulances seront établis par le Médecin en chef, avec l'approbation du Commissaire des guerres en chef.

Les Economes des hôpitaux stationnaires entrent en fonctions d'après une convention conclue avec le Commissariat des guerres fédéral et relative aux fournitures de vivres, etc. Ces traités sont soumis à la ratification du Commissaire des guerres fédéral.

Les infirmiers des hôpitaux stationnaires sont engagés par le Médecin de l'hôpital, avec le consentement du Médecin en chef.

§ 9.

Toutes les personnes attachées au service sanitaire, qu'elles aient été nommées par les Cantons, ou bien qu'elles soient entrées en service par un engagement volontaire, sont tenues de servir pendant toute la durée de la campagne. Elles sont, au reste, placées à tous égards, et spécialement pour ce qui concerne la discipline, les congés, les remplacemens et le licenciement, sous les règlemens militaires généraux et spéciaux : elles prêtent en conséquence le serment de fidélité.

Rang et marques distinctives.

§ 10.

Tous les Chirurgiens militaires portent l'habit bleu de bluet, le pantalon de même ; le col, les paremens et les revers croisés, de velour noir ; les boutons jaunes ; le chapeau gancé et une épée avec dragonne à l'ordonnance, suivant le rang.

Tout le personnel sanitaire porte en campagne le brassard fédéral.

§ 11.

Le Médecin en chef a rang de Lieutenant-Colonel fédéral ; il porte pour marque distinctive une broderie en or sur le col et les paremens.

Les Chirurgiens principaux de division ont rang de Major ; ils portent une broderie simple en or sur le col.

Les Chirurgiens de bataillon et les Chirurgiens d'ambulance première classe, ont rang de Capitaine ; ils portent trois boutonnières, de trois lignes de largeur sur le col, et les paremens en galon d'or.

Les Chirurgiens d'artillerie et les Chirurgiens

d'ambulance seconde classe, ont rang de premier Lieutenant, et portent sur le col seulement trois boutonnières en galon d'or de trois lignes de largeur.

Les Sous-Chirurgiens de bataillon et les Chirurgiens d'ambulance troisième classe, ont rang de premier Sous-Lieutenant, et portent deux boutonnières au col.

Les Médecins et Chirurgiens des hôpitaux stationnaires, peuvent porter l'uniforme et les marques distinctives des Chirurgiens militaires de même grade. Le Médecin en chef d'un hôpital a toutefois toujours rang avant les autres Officiers de santé de même classe.

Les fraters portent l'uniforme de leurs corps respectifs, avec une boutonnière en fil ou en poil de chèvre à la couleur du bouton, sur le col.

Les infirmiers réguliers des ambulances ne sont point tenus à l'uniforme, ils portent des capotes en coutil écru avec col et revers noirs.

Les infirmiers irréguliers des ambulances et ceux des hôpitaux stationnaires, reçoivent des capotes pour le service dans l'hôpital ; ils les remettent à l'économe en sortant de service.

Les Infirmiers réguliers ont, en entrant au service, rang de sergent. Lorsqu'ils auront fait preuve de capacité et d'activité, on en choisira trois pour chaque division d'ambulance, qui seront promus par le Chirurgien principal au grade de sergent-major, avec l'approbation du Médecin en chef.

Solde.

§ 12.

Le Tableau *supplément* N° 2 renferme l'état de la solde.

Equipement personnel.

§ 13.

Tous les Chirurgiens militaires sans exception, sont tenus de se munir à leurs frais d'une trousse, qu'ils porteront toujours sur eux. Les instrumens qui doivent s'y trouver de rigueur sont énumérés dans la 2e Partie de ce règlement (Supplément N° 3, tit. III, let. b.).

§ 14.

Chaque frater et la moitié des infirmiers d'ambulance recevront, le 1er. de son Canton, les 2es. des magasins de la Confédération, une boulgue, soit giberne à pansement et un bidon, qu'ils porteront sur eux toutes les fois qu'ils iront manœuvrer ou seront en marche. Le contenu de la boulgue est déterminé dans la 2e. Partie du règlement (Supplément N° 3, tit. IV. let. a.)

§ 15.

Tout frater reçoit de son Canton un brancard

conforme au modèle, dont il est responsable ; il doit le placer sur le char qui porte la pharmacie de campagne du corps, ou sur celui du bagage de sa compagnie.

§ 16.

Les Chirurgiens de bataillon et d'artillerie recevront de leur Canton un appareil opératoire renfermé dans un étui *ad hoc* et contenant :

1°. Un couteau droit à amputation.
2°. Un idem à deux tranchans.
3°. Une scie à amputation ; si elle est arquée, elle doit avoir une lame de rechange.
4°. Deux tire-balles ; l'un droit, fort, sans fenêtres et entaillé comme les pinces à polypes, l'autre suivant Percy et Bell.
5°. Un crochet pour artères (de Bromfield).
6°. Un catheter d'argent.
7°. Trois id. de gomme élastique, de divers calibres.
8°. Trois aiguilles de chirurgien.
9°. Un tourniquet.

Si dans la suite on pense devoir apporter quelques changemens à l'ordonnance ci-dessus, le Médecin en chef les proposera à la Commission d'inspection militaire fédérale. Dans aucun cas, de pareils changemens ne doivent imposer de plus grandes charges aux Cantons.

§ 17.

Chaque sous-chirurgien de bataillon reçoit de son Canton les instrumens ci-joints, renfermés dans un étui *ad hoc.*

    1°. Un tire-balle.

    2°. Un crochet pour artères.

    3°. Un catheter en argent.

    4°. Trois aiguilles de chirurgien.

    5°. Un tourniquet.

Les Chirurgiens répondent des instrumens qui leur sont confiés ; ils les tiennent propres et remplacent ceux qui seraient perdus, s'ils ne peuvent justifier légalement leur absence.

Matériel d'équipement général.

§ 18.

Chaque Bataillon d'infanterie et chaque Compagnie d'artillerie, sera pourvu d'une pharmacie de campagne complète.

Les caisses des pharmacies de campagne renfermeront en médicamens, bandages, instrumens de pharmacie et de chirurgie, tout ce qui sera prescrit par la Commission d'inspection militaire fédérale, sur le préavis du Médecin en chef.

Les Cantons fourniront les caisses et leur contenu ; les objets consommés en campagne seront payés ou remplacés par le Commissariat des guerres fédéral.

Les caisses seront placées sur les chars de bagages des Corps, de manière à pouvoir en être retirées sans difficultés : les chirurgiens peuvent y déposer les instrumens qui leur sont personnellement confiés.

Lorsque les bagages seront séparés de leurs Corps, on transportera les pharmacies, les brancards, etc., sur des chars à un cheval uniquement destinés à cet usage.

§ 19.

L'ensemble d'un hôpital militaire mobile organisé selon l'ordonnance, s'appelle une *division d'ambulance*. Il est formé de 3 *sections*, qui appartiennent tant pour le matériel que pour le personnel, à un même tout et ne forment qu'un seul et même établissement.

Toutefois chaque section est organisée de manière à ce que, séparée des autres, elle puisse former un établissement particulier, renfermant les objets nécessaires pour recevoir et soigner les blessés. Le matériel d'une section est placé sur un grand char ou sur deux petits, arrangés spécialement pour ce service, afin de pouvoir suivre tous les mouvemens de l'armée. L'attelage de ces chars, les chars et les attelages pour le transport des vivres, pour celui des bagages du personnel de l'ambulance et des blessés, etc., sont fournis dans les cas ordinaires, par les Communes mises en réquisition, d'après les ordonnances générales.

§ 20.

Chaque section d'une ambulance doit renfermer en instrumens de chirurgie, bandages, médicamens, objets de pharmacie, litterie, batterie de cuisine et moyens de transport, tout ce qui est nécessaire pour soigner à la fois au moins 40 blessés. Le Commissariat des guerres fédéral fournira ces objets, suivant les besoins; ils seront livrés et tenus au complet par les magasins de la Confédération ou par de nouvelles acquisitions.

§ 21.

Les Gouvernemens cantonnaux pourvoient aux locaux propres à recevoir les hôpitaux principaux et secondaires, chaque fois que des troupes seront mises sur pied. Les frais d'établissemens et toutes les fournitures des hôpitaux, les instrumens, médicamens, appareils, etc., nécessaires au traitement et à l'entretien des malades, demeurent à la charge du Commissariat des guerres fédéral.

Service et relation des divers établissemens.

§ 22.

Les Chirurgiens des corps sont chargés d'administrer les premiers soins, en tout tems et en tout lieu, aux militaires malades ou blessés. Ils font passer sans retard dans les ambulances ou dans les hôpitaux , les militaires atteints de maladies ou de blessures graves , à moins d'obstacles imprévus.

§ 23.

Les pharmacies de bataillon se composent d'une grande et de deux petites caisses , à la disposition du Chirurgien de bataillon. Les petites caisses doivent être aussi légères que possible , afin de pouvoir être transportées avec facilité auprès de postes avancés , de détachemens éloignés ou avec des expéditions militaires spéciales. La pharmacie des compagnies d'artillerie est renfermée dans une seule caisse.

Les pharmacies de chaque corps renferment tout ce qui est nécessaire au premier pansement des blessés et ce qui est absolument indispensable pour le traitement des premiers accidens des maladies internes les plus fréquentes : elles ne doivent point contenir tous les médicamens dont on peut faire usage dans la pratique civile. Aussi les Chirurgiens des corps doivent-ils être bien au fait des moyens qu'ils ont sous la main , pour diriger leurs traitemens en conséquence.

§ 24.

Les ambulances, comme intermédiaires entre les Chirurgiens des corps et les hôpitaux stationnaires, sont destinées à venir, autant que possible, au secours des blessés pendant ou immédiatement après le combat, à les assister et les abriter jusqu'au moment où on pourra les transporter sur les derrières dans les hôpitaux stationnaires. L'équipement des ambulances sera calculé de manière à fournir ce qui est nécessaire pour le traitement méthodique des blessures et des accidens internes graves auxquels les blessés sont souvent exposés. Tout ce dont on peut se passer sera rigoureusement écarté, afin de ne point entraver la mobilité d'établissemens dont le principal mérite est de pouvoir suivre les mouvemens de l'armée, à une distance convenable.

§ 25.

Le Commandant d'une division d'armée à laquelle une ambulance est attachée, détermine de quelle manière et dans quel lieu on établira ses sections; il pourvoit aux gardes et escortes dont elles ont besoin. Le Chirurgien principal de division communique au Commandant de la division ses vues et ses opinions sur la manière de placer les ambulances; il prend à cet effet en considération la sûreté de ces établissemens, la facilité et la rapidité du transport des blessés et tout ce qui peut concourir au soulagement de ces derniers.

§ 26.

Les hôpitaux stationnaires et surtout les hôpitaux principaux sont destinés à recevoir tous les malades et les blessés de l'armée et des ambulances, pour les traiter jusqu'à leur entier rétablissement. Les individus guéris sont renvoyés à leur corps par les Médecins des hôpitaux. Aucun militaire dans le cas d'être déclaré incurable ou incapable de servir, ne peut être renvoyé d'un hôpital dans ses foyers que sur un ordre du Médecin en chef, approuvé par le Commissaire des guerres en chef. Dans un tel cas, le Médecin d'hôpital avertira le chef du corps, dont le militaire renvoyé relève.

§ 27.

Le Commissaire des guerres en chef désigne les endroits destinés aux hôpitaux stationnaires, d'après les directions du Général en chef. Ces hôpitaux sont organisés de manière à fournir tout ce qui est nécessaire au soulagement et à la guérison des malades ; ils s'amélioreront à mesure que la campagne se prolongera. Leurs salles seront spacieuses et en assez grand nombre pour permettre de séparer les unes des autres les différentes maladies ; il y en aura de spéciales consacrées aux officiers.

CHAPITRE II.

INSTRUCTION POUR LE MÉDECIN EN CHEF ET POUR LES CHIRURGIENS PRINCIPAUX DE DIVISION.

A. *Relations de service et fonctions du Médecin en chef.*

§ 28.

Le Médecin en chef, inspecteur du service de santé, dirige le département sanitaire et médical de l'armée fédérale. Il fait partie intégrante du Commissariat des guerres fédéral.

§ 29.

Il est chargé, *d'un côté*, de travailler avec un soin tout particulier au développement et au perfectionnement de la partie de l'organisation militaire qui lui est confiée, et *de l'autre* d'en diriger l'application, en cas de besoin, de manière à en retirer le plus grand avantage possible.

Le *premier* de ces devoirs l'occupera même en temps de paix, tandis que le *second* ne lui est imposé que lorsqu'il est mis en activité de service.

§ 30.

En temps de paix et lorsqu'il n'y a pas de troupes sur pied, l'Inspecteur du service sanitaire établira

(19)

un état général et complet des Chirurgiens de corps
et d'ambulance nommés par les Cantons. La Commission d'inspection fédérale lui fourpira les docu-
mens nécessaires à cet égard. Il cherchera à connaître personnellement ses subordonnés, à établir
avec eux des relations convenables et propres à les
former au serviee militaire ainsi qu'à faciliter l'exécution des règlemens.

§ 31.

Le Médecin en chef n'est point mis en pleine activité à l'occasion du service de quelques petits corps
de troupes (camps de manœuvres, école militaire
de Thoun) : Chaque fois cependant qu'un Chirurgien principal de division ou seulement un Chirurgien de bataillon est placé à la tête du service sanitaire sous les ordres d'un Commissaire des guerres,
ce Chirurgien fera parvenir au Médecin en chef,
au moins tous les mois, ainsi qu'à la fin du service,
un rapport sur les événemens arrivés dans son département.

§ 32.

Aussi long-temps que le Commissaire des guerres
en chef n'est pas en activité de service, le Médecin
en chef adresse ses propositions, demandes et observations, directement à la Commission d'inspection militaire fédérale. Chaque année il lui fait par-

venir un rapport sur l'état du service sanitaire fédéral.

Il a le droit d'écrire aux autorités sanitaires des Cantons, pour leur adresser des demandes ou leur manifester ses vœux.

§ 33.

De temps en temps il visite les magasins fédéraux du matériel des hôpitaux militaires et des ambulances, il y prend surtout connaissance de l'état des instrumens et bandages. Il fera parvenir au Commissaire des guerres en chef, Inspecteur des magasins de la Confédération, les observations qu'il croira devoir lui communiquer.

§ 34.

Lors d'un armement fédéral, le Médecin en chef n'est appelé à un service actif qu'après que le Commissaire des guerres en chef a été mis en activité de service et que celui-ci en a fait la proposition (au Conseil des guerres fédéral).

Il choisit, avec l'approbation du Commissaire des guerres en chef, les aides qui lui seraient nécessaires pour le remplacer pendant les tournées d'inspection, afin que les affaires courantes ne souffrent aucun retard.

§ 35.

Le Médecin en chef termine directement tous les

objets scientifiques de son ressort ; quant aux affaires administratives, il en réfère au Commissaire des guerres en chef, pour s'assurer de son approbation.

§ 36.

Le Médecin en chef propose au Commissaire des guerres en chef les individus qui doivent occuper des places dans les hôpitaux et dans les ambulances. Il dresse un tableau nominal de tous les employés sanitaires de l'armée, et cherche à les connaître sous le point de vue de leurs connaissances, de leur habileté et de leur zèle pour le service. Il a le droit d'examiner leur capacité pour le service et de demander aux Cantons le remplacement des individus inhabiles, en s'appuyant, s'il le faut, de l'autorisation du Commissaire des guerres en chef. Il surveille tous ses subordonnés dans l'exercice de leur charge, et leur adresse les conseils, directions et ordres nécessaires.

§ 37.

Le Médecin en chef, sur l'avis du Commissaire des guerres en chef et assisté d'un aide à son gré qui lui sera accordé pour la partie économique, est chargé de l'établissement des hôpitaux et ambulances, ainsi que des achats d'effets nécessaires pour cela.

§ 38.

Il reçoit des Chirurgiens de corps et d'ambulance, des Médecins d'hôpitaux et des économes, les rapports règlementaires, les listes de repourvue, etc., et toutes les communications, demandes et propositions relatives au service sanitaire. Il est chargé de les examiner et de prendre les décisions nécessaires.

§ 39.

Il surveille l'organisation et les fournitures des pharmacies de campagne et d'ambulance, veille au bon état des médicamens, instrumens, appareils, bandages, etc. Il les inspecte lui-même ou les fait inspecter par les Chirurgiens principaux de division. Il fait compléter ce qui manque, et veille à la repourvue de ce qui a été consommé ou usé.

§ 40.

Il conclut, sous la ratification du Commissaire des guerres en chef, les traités munis de taxes détaillées, d'après lesquels on livrera les médicamens aux hôpitaux et aux pharmacies de campagne et d'ambulance. Il indique aux Chirurgiens des corps où ils doivent remettre leurs listes de repourvue visées, pour remplacer le déficit de leurs pharmacies; à moins qu'en l'absence d'un pourvoyeur de médicamens déterminé, il les laisse libres de s'adresser à quelque pharmacie voisine accréditée.

Il pourvoit à ce que le dédôt des bandages, instrumens et ustensiles, soit suffisamment fourni pour pouvoir tenir au complet les caisses de campagne et pourvoir aux besoins des hôpitaux et des ambulances.

§ 41.

Le Médecin en chef doit accorder une attention spéciale aux hôpitaux et ambulances, tant sous le rapport de l'organisation médicale et économique, que sous celui de la propreté, de la qualité des alimens et de la police nécessaire. Dans ce but, non-seulement il soutiendra une correspondance active avec les Directeurs; mais encore il inspectera de temps en temps en personne ces établissemens; il profitera de cette inspection pour redresser les abus et faire droit aux plaintes fondées.

§ 42.

Sous le rapport de la police de santé, le Médecin en chef est chargé de la surveillance exacte de l'état sanitaire général de l'armée : ses relations avec tous les employés de son service le mettront à même d'obtenir en tout temps les renseignemens nécessaires. Il surveille la naissance de toute épidémie et prescrit aussitôt les mesures qu'elle exige. Vu l'influence des épizooties sur la santé de l'armée, il est tenu d'être habituellement en relation avec le Vétérinaire fédéral en chef. Il éloigne autant que possible tout ce qui pourrait nuire à la santé du soldat, et lorsque les efforts des Chirurgiens des corps seraient insuffisans à cet égard, il fait parvenir au Commissaire des guerres en chef ses observations, propositions, conseils, etc.; ce dernier les fera parvenir à qui de droit, ou les rendra publics, suivant les circonstances.

§ 43.

Chaque 1er et 15me du mois, le Médecin en chef fait parvenir au Commissaire des guerres en chef, un rapport, par écrit, relatif à l'état sanitaire de l'armée, à celui des hôpitaux et ambulances, au nombre des malades qu'ils contiennent, aux évacuations nécessaires, etc. Il accompagne ce rapport des observations et propositions convenables.

§ 44.

Il revoit tous les comptes que lui soumettent ses aides et répond de leur conformité aux règlemens, surtout à l'égard des comptes de médicamens et d'autres fournitures, qui doivent être conformes aux taxes annexées aux accords conclus. Il vise les comptes, puis les fait passer au Commissaire des guerres chargé de la comptabilité.

§ 45.

Le Médecin en chef correspond directement avec toutes les personnes attachées au service de santé et avec les autorités sanitaires cantonales. Il n'a de relation avec les Commandans de division et autres autorités militaires que par le canal du Commissaire des guerres en chef. C'est par lui qu'il fait parvenir au chef de l'Etat-Major général les directions générales relatives aux fonctions des Officiers de santé et à tout autre objet analogue, afin qu'elles soient publiées par les ordres du jour.

§ 46.

Le Médecin en chef inscrit avec soin sa correspondance et les actes relatifs à ses fonctions; il conserve les rapports, lettres, etc., et veille à ce que l'enregistrement ait lieu exactement. — Le Commissaire des guerres en chef peut en tout temps prendre connaissance des archives du Médecin en chef et y recourir pour d'autres branches de service.

§ 47.

Le Médecin en chef exerce sur tout le personnel du service de santé le droit pénal, dans la compétence d'un Lieutenant-Colonel fédéral. Pour punir un Chirurgien de corps, il s'adresse, par l'entremise du Commissaire des guerres en chef, au Commandant de division ou de brigade dont ce Chirurgien relève.

B. *Relations de service et fonctions des Chirur-giens principaux de division.*

En général.

§ 48.

Les Chirurgiens principaux de division sont tenus de seconder le Médecin en chef, dans les soins qu'il prend pour le perfectionnement du service sanitaire, même en temps de paix et hors du service actif. C'est pourquoi ils demeureront en correspondance avec lui, répondront à ses demandes et lui communiqueront les explications qu'il désirerait.

§ 49.

Ils sont tenus de se charger des affaires qui leur seront confiées, sur les ordres de la Commission d'inspection militaire fédérale. Le Médecin en chef leur communique, dans ces cas-là, les instructions spéciales auxquelles ils doivent se conformer.

§ 5o.

En activité de service les Chirurgiens principaux de division sont placés sous les ordres du Commissaire des guerres en chef et du Médecin en chef, qui leur fait parvenir les directions particulières et les ordres relatifs au service sanitaire. Pour le reste, ils relèvent du Commandant de leur division.

§ 51.

Ils sont, 1° les remplaçans du Médecin en chef, et, en cette qualité, Inspecteurs du service sanitaire dans la division à laquelle ils sont attachés ; 2° les chefs immédiats des ambulances ou hôpitaux mobiles de leurs divisions respectives.

Fonctions comme Inspecteur du service sanitaire.

§ 52.

Le Chirurgien principal de division surveille, d'après les directions du Médecin en chef, les Chirurgiens des corps dans l'exercice de leurs fonctions, et inspecte les pharmacies de campagne, les instrumens et les bandages. Il ne vise les listes de repourvue et ne pourvoit aux complémens nécessaires qu'autant qu'il en est spécialement chargé.

§ 53.

Il surveille scrupuleusement l'état sanitaire général de sa division, réveille l'attention du Médecin en chef et des Chirurgiens des corps, sur les influences pernicieuses et les causes de maladie ; il propose au premier les moyens d'y remédier et donne aux seconds, dans toutes les occasions, ses conseils et son assistance.

§ 54.

Il a soin qu'aucun corps ou compagnie isolée,

tels que carabiniers, cavalerie, pontonniers, sapeurs, parcs d'artillerie, qui n'ont pas de Chirurgiens spéciaux, ne demeure sans secours médicaux et chirurgicaux. Dans ce but, il s'entend à chaque mouvement des troupes, avec le Commandant de sa division, pour répartir convenablement ces compagnies entre les Chirurgiens de bataillon et d'artillerie, puis il en donne connaissance au Médecin en chef.

§ 55.

Sur le champ de bataille et dans les stations de pansement, les Chirurgiens qui y sont rassemblés sont sous ses ordres; il dirigera leurs efforts, pourvoira aux moyens de transport des blessés et aux soins qu'ils exigent.

§ 56.

Les 1er et 15me de chaque mois et toutes les fois aussi que les circonstances l'exigent, le Chirurgien principal de division fait parvenir au Médecin en chef, un rapport détaillé sur l'exercice de ses fonctions.

Fonctions comme Chef d'une Division d'ambulance.

§ 57.

La division d'ambulance d'une division de l'armée et son personnel, sont placés sous les ordres du

Chirurgien principal de la division ; aussi doit-il demeurer auprès de sa division d'ambulance, tant que ses occupations ne l'appellent pas ailleurs.

§ 58.

Le Chirurgien principal de division s'entend avec le Commandant de la division, au sujet de l'établissement de l'ambulance en général ou de sa disposition par sections ; il consulte de même avec lui sur les arrangemens relatifs à son emplacement et sur les moyens de procurer aux blessés le mieux et le plus promptement possible, les soins qu'ils exigent, et de faciliter leur transport dans les hôpitaux stationnaires.

Les ambulances ne devront jamais être trop rapprochées du lieu de l'action, sans cependant en être trop éloignées, de peur qu'elles ne perdent leur plus grand avantage, celui de fournir des secours prompts. On choisira pour les établir un lieu sûr et couvert, auprès duquel sera placée une garde militaire suffisante.

Les sections seront tantôt réunies afin de former un établissement plus vaste, tantôt distribuées à la file entre l'armée et les hôpitaux, pour faciliter le transport des blessés. On pourra aussi attacher une section à un corps isolé.

Le Chirurgien principal de division répartit à son gré, dans les diverses sections, les personnes

attachées à l'ambulance. Il choisit les Chirurgiens
de 1ʳᵉ classe à la direction desquels les sections seront confiées, visite de temps en temps les sections
détachées et inspecte scrupuleusement le personnel
et le matériel de l'ambulance.

§ 59.

L'administration générale et la comptabilité de
l'ambulance sont placées sous la surveillance du
Chirurgien principal de division : Il vise les contrôles de solde, les bons pour livraisons, les tableaux
d'entrée et de sortie des malades de l'ambulance,
les comptes relatifs à l'économie, etc., et certifie
par-là leur validité.

§ 60.

Lorsqu'il devient nécessaire de faire l'achat d'objets d'une certaine valeur, le Chirurgien principal
de division s'adresse au Commissariat des guerres
fédéral, et s'il ne le peut, il a le droit, mais sous sa
responsabilité, d'autoriser l'Econome à les acheter.
Le Chirurgien principal de division fera remplacer les médicamens prescrits qui seraient épuisés
dans les pharmacies d'ambulance, en les faisant
prendre dans la meilleure pharmacie voisine : il en
donnera le compte visé à l'Econome qui le payera.
Les médicamens qui n'entrent point dans l'ordonnance des pharmacies d'ambulance, ne seront ac-
cordés que dans des cas particuliers, expressément

désignés par le Chirurgien principal de division.
Tout achat de médicamens qui ne serait point justifié comme il vient d'être dit, ne sera point rem-
boursé.

Les instrumens et bandages à remplacer doivent
l'être, autant que possible, par les magasins de
l'armée, et le Chirurgien principal de division s'a-
dressera à cet effet au Commissariat des guerres
fédéral. Dans les cas urgens, il est autorisé à pourvoir, sans autres, aux besoins de ce genre, sous sa
responsabilité.

§ 61.

Dans le cas où le Chirurgien principal de division
n'aurait pas assez de monde pour le service des ambulances, il pourra augmenter le nombre de ses
gens momentanément, avec l'approbation du Commandant de division.

§ 62.

Le Chirurgien principal de division fait parvenir
à la fin de chaque semaine au Médecin en chef, un
rapport par écrit, exact, sur la division d'ambulance confiée à ses soins. Ce rapport fera mention
de tous les accidens arrivés, de l'état de chaque section, du nombre des blessés et malades, des évacuations opérées, etc. Lorsqu'un grand nombre de
blessés arriveront à la fois à l'ambulance, il dressera à ce sujet un rapport spécial.

§ 63.

Le Chirurgien principal de division, comme chef de l'ambulance, exerce sur ceux qui en font partie, le droit pénal dans la compétence de son rang de service.

A la fin de chaque mois, il expédie au Médecin en chef un tableau nominal du personnel de l'ambulance, avec des observations sur la conduite, le zèle et la capacité de chacun.

§ 64.

Le Chirurgien principal de division peut donner des conseils au Médecin chef d'un hôpital station- naire et lui faire des observations relatives au trai- tement médical ou chirurgical des malades ; mais il n'a aucun ordre positif à lui donner. Si une section d'ambulance se trouvait placée comme auxiliaire d'un hôpital, les personnes qui en relèvent passe- raient sous les ordres du Médecin de l'hôpital.

§ 65.

Les relations de service et les fonctions des autres officiers et employés de santé, seront déterminées par des instructions spéciales, émanées de la Com- mission d'inspection militaire fédérale. Elle don- nera de même un règlement sur l'organisation des hôpitaux et des ambulances.

SECONDE PARTIE.

INSTRUCTIONS POUR LES OFFICIERS DE SANTÉ, ET
LES EMPLOYÉS DES CORPS, DES AMBULANCES
ET DES HÔPITAUX FIXES.

CHAPITRE Ier.

INSTRUCTION POUR LES CHIRURGIENS DES CORPS ET SERVICE DES FRATERS.

A. *Instruction pour les Chirurgiens de bataillon.*

Dispositions générales.

§ 1.

Les Chirurgiens de bataillon relèvent du Commissariat des guerres fédéral pour tout ce qui est relatif au service sanitaire. Lorsque le Médecin en chef, membre de ce Commissariat, est en activité de service, ils lui sont immédiatement subordonnés : aussi doivent-ils lui adresser toutes leurs requêtes, demandes, etc. Suivant les circonstances, ils sont placés sous la surveillance du Chirurgien principal de division de la division à laquelle leur bataillon appartient, ou sous celle d'une inspection spéciale, en l'absence d'un Chirurgien de division.

Ils reçoivent les ordres de leur Chef de bataillon

pour tout ce qui a rapport au service militaire en général ; ils recourent à son appui et à son aide dans l'exercice de leurs fonctions.

§ 2.

Les deux sous-chirurgiens attachés à un bataillon sont placés sous la direction du Chirurgien de bataillon, comme ses aides immédiats. Il dispose aussi des fraters des compagnies, pour tout ce qui concerne les soins à donner aux malades.

Le Chirurgien de bataillon doit s'attacher à connaître la capacité et les talens de ses sous-chirurgiens : il profitera de ses relations avec eux pour les mettre bien au fait du service et pour les exciter à remplir leur devoir avec fidélité et avec zèle.

Il donnera aux fraters les instructions dont ils auront besoin sur le transport des malades et blessés, sur les soins qu'ils exigent, sur l'usage du tourniquet de campagne et sur tout ce qui rentre dans la vocation d'un infirmier.

§ 3.

Le Chirurgien de bataillon ne doit pas quitter son quartier pour une seule nuit, sans la permission de son Chef de bataillon : Il ne peut obtenir de congé plus long, que sur la permission du Commissariat des guerres fédéral et l'approbation du Commandant supérieur des troupes.

§ 4.

Lorsque le Chirurgien de bataillon reçoit l'ordre de concourir à soigner les malades ou les blessés d'un hôpital militaire , soit par lui-même , soit au moyen de ses aides , lui ou ses aides se trouvent alors subordonnés au Médecin d'hôpital , pour tout ce qui est relatif au service de l'hôpital. Hors ce cas , la sphère d'activité des Chirurgiens des corps est entièrement distincte de celle des Médecins d'hôpitaux , ensorte qu'ils n'ont réciproquement aucun ordre à se donner.

Matériel.

§ 5.

La pharmacie du bataillon et tout ce qui s'y rattaché , est placée sous la direction et sous la responsabilité du Chirurgien de bataillon , ainsi que la grande caisse et les deux petites avec tout leur contenu (Supplément N° 3), les caisses d'instrumens, les brancards , boulgues et bidons des fraters.

La grande caisse reste à l'Etat-Major du bataillon et sert ainsi de pharmacie du bataillon et des corps qui en dépendent. Le Chirurgien de bataillon fait seul usage de l'appareil d'amputation et des autres instrumens qui y sont annexés. Les petits étuis d'instrumens et les petites caisses de pharmacie sont à l'usage des sous-chirurgiens détachés, ou servent à l'occasion de quelque expédition militaire, d'après la décision du Chirurgien de bataillon. Les boulgues, les bidons et les brancards seront toujours répartis entre les fraters; la repourvue des premières aura lieu par la grande caisse de pharmacie.

Le Supplément N° 3 indique les instrumens qui doivent se trouver dans la trousse dont chaque Chirurgien militaire doit être muni à ses frais.

§ 6.

Les caisses de pharmacie et les brancards doivent être déposés sur le char de bagage du bataillon et placés de manière à pouvoir servir à chaque instant. Chaque fois que les bagages seront séparés des corps ou laissés derrière la ligne, comme aussi lorsque le Commandant de division en donnera l'ordre spécial, on devra mettre en réquisition des chars à un cheval, destinés exclusivement au transport des caisses et brancards.

§ 7.

En recevant les caisses de pharmacie, le Chirurgien de bataillon fera un inventaire spécifié de leur contenu, l'accompagnera de ses observations, le signera et le fera parvenir au Commissariat des guerres fédéral par l'entremise du Commissariat de son Canton.

Le Commissariat des guerres fédéral remplacera dans les caisses la consommation des médicamens et bandages.

A cet effet, le Chirurgien de bataillon enverra de temps en temps des listes de repourvue, auxquelles il sera fait droit, aussitôt que ses demandes auront été examinées et visées, comme conformes à la composition règlementaire des pharmacies de campagne. Tout achat auquel le Chirurgien pourvoit de son chef, n'est approuvé qu'autant qu'il est fait ensuite d'une autorisation préalable, ou justifié par un accident majeur, ou qu'une maladie spéciale exige positivement l'emploi de remèdes qui n'entrent pas dans la composition des caisses de pharmacie.

Chaque fois que le Chirurgien de bataillon délivrera un bandage herniaire, le Capitaine de la compagnie du malade lui fera un récépissé qui sera joint aux listes de repourvue. Le Chirurgien de bataillon peut, si cela est nécessaire, requérir des bandages herniaires d'une dimension déterminée, qu'il échangera ensuite contre ceux qu'il aurait fourni d'abord.

§ 8.

Le Chirurgien de bataillon maintiendra la pharmacie en bon ordre et bien pourvue de ce qu'elle doit contenir; il veillera à ce que les instrumens soient toujours propres et en bon état. Dans le cas,

où les inspections feraient découvrir quelque faute,
il en sera responsable, si elle provient d'une négligence de sa part; puis il sera puni suivant le cas et
tenu de remplacer les avaries.

Service ordinaire.

§ 9.

Le Chirurgien de bataillon est chargé du service
de santé de son bataillon et des compagnies de carabiniers, détachemens de cavalerie, train, etc., qui
lui sont confiés, d'après l'ordre du Commandant
supérieur.

Le service de santé ne comprend pas seulement
les soins à donner aux malades et aux blessés, mais
encore tout ce qui est relatif à la conservation de
la santé.

§ 10.

Le Chirurgien de bataillon doit accorder une
attention toute particulière à la conservation de la
santé des hommes qui lui sont confiés; sous ce rapport il veillera spécialement à la propreté du soldat,
et avertira les chefs de tout ce qui y serait contraire.

Dans le voisinage des rivières et des lacs lorsque
la saison et la température le permettront, il engagera les Commandans à envoyer les soldats au bain,
une fois par semaine, en les divisant pour cela en
détachemens assez nombreux et les faisant accom-

pagner par un sous-chirurgien. Il désignera la place
pour les bains après l'avoir examinée, et avoir in-
terrogé les habitans du lieu à son sujet : il aura soin
que les bains se prennent avec ordre et prudence et
qu'ils ne durent jamais trop long-temps.

Lorsque le Chirurgien de bataillon viendrait à
découvrir quelqu'influence nuisible à la santé exer-
çant son action sur le soldat, durant une marche,
il réveillera l'attention des officiers sur elle.

Il tiendra à ce que les soldats soient proprement
vêtus et bien chaussés ; il soignera tout, d'abord les
engelures, les ampoules, etc., donnera d'utiles directions aux militaires à ce sujet, et leur apprendra
à faire usage des frictions préservatrices et autres
remèdes simples.

Lors d'un campement, il surveillera les soldats
avec une sollicitude particulière, tiendra plus que
jamais à tous les soins de propreté, à ce que la
paille ne soit jamais humide et à ce qu'elle soit fréquemment exposée au grand air et au soleil.

Lorsqu'il enverra à l'hôpital un individu atteint de
quelque maladie contagieuse (dyssenterie, gale, etc.),
il fera nettoyer son lit, aussi bien à la caserne qu'au
camp. La paille en sera jetée, les draps et couvertures seront désinfectées, afin de prévenir autant
que possible la contagion.

Le Chirurgien de bataillon ne perdra de vue aucune des influences, même les plus légères, qui
pourraient agir sur la santé du soldat ; c'est dans ce

but qu'il examinera l'eau à boire, le choix des légumes, la qualité des vivres, la préparation des
alimens, la disposition et la propreté des lieux
d'aisances. S'il a fait quelques observations, il les
communiquera au Commandant du corps, l'invi-
tant à l'aider à écarter tout ce qui pourrait avoir
quelque fâcheux effet.

§ 11.

Lorsque les compagnies seront casernées, le Chirurgien de bataillon visitera chaque jour la caserne,
ordonnera le nécessaire pour les malades, astreindra
les sous-officiers à aérer souvent les chambres et à
les tenir propres, ainsi que la cuisine et les ustensiles. Il dénoncera sur-le-champ à leurs chefs les
sous-officiers qui n'auraient aucun égard à ses directions, afin qu'ils soient punis.

§ 12.

Si les troupes sont logées chez les particuliers,
ou campées, les sous-officiers conduiront les malades au quartier du Chirurgien de bataillon à
l'heure fixée. Lorsqu'un malade ne pourra s'y
transporter, le sous-officier en avertira le Chirurgien de bataillon, qui alors le visitera.

§ 13.

Lorsque les corps confiés aux soins du Chirurgien

de bataillon sont cantonnés sur divers points, il doit les visiter personnellement tous, deux fois la semaine; et lorsque, vu les distances, cela serait trop difficile, il le fera au moins une fois par semaine.

Comme les soldats cachent trop souvent la gale et la syphilis dont ils sont atteints et qu'ainsi ils fomentent la contagion, le Chirurgien de bataillon, pour la prévenir, les visitera par pelotons une fois la semaine, ou les fera visiter en sa présence par un sous-chirurgien. Les galeux seront mis à part sur-le-champ. L'officier de semaine de la compagnie assistera toujours à cette visite, soit pour maintenir la police, soit pour veiller, sous sa responsabilité, à ce qu'aucun soldat ne s'y soustraie.

§ 14.

Tous les soldats nouveaux venus dans un corps, recrues ou remplaçans, seront visités exactement avant leur réception par le Chirurgien de bataillon, qui transmettra au Commandant un certificat à leur sujet et notera le fait dans son rapport hebdomadaire.

§ 15.

Lorsque le Chirurgien de bataillon, en examinant un homme qui se dit malade, trouve que son mal est de peu d'importance, ou de nature à guérir en quelques jours, au moyen des médicamens que renferme la pharmacie de campagne, il se chargera de le traiter.

Le Chirurgien de bataillon pourra dispenser un malade du service pendant 48 heures, s'il le trouvait nécessaire, en en donnant avis au Commandant du corps.

§ 16.

Tous les malades atteints d'une affection interne ou externe grave, de longue durée, ou contagieuse, seront envoyés par le Chirurgien de bataillon à l'hôpital désigné, avec un billet d'entrée.

Ceux atteints de maladies légères ou de blessures superficielles, peuvent être dispensés d'entrer à l'hôpital, lors même que leur guérison se ferait attendre quelque temps, pourvu qu'ils ne soient point à charge dans leur quartier, qu'ils puissent se soigner eux-mêmes et qu'ils n'apportent aucun retard dans le cas où leur corps viendrait à partir inopinément. Enfin on suspendrait tout transport à l'hôpital pendant quelques jours, dès qu'on exposerait par-là évidemment la vie du malade.

Si le Chirurgien de bataillon avait à soigner quelque malade en danger, il ne tarderait pas à en avertir l'Aumônier, afin que celui-ci pût assister le malade, suivant les circonstances.

§ 17.

Les billets d'entrée à l'hôpital désigneront exac-

tement les noms de baptême et de famille , la patrie,
le grade , la compagnie , le bataillon , la maladie
du patient , ainsi que l'hôpital où il doit être trans-
féré (voy. le Formulaire , Suppl. N°. 5. lettre b.)
Ils seront signés par le Chirurgien de bataillon et
remis au sergent-major ou à l'adjudant que cela
concerne , afin qu'il fasse le nécessaire.

Le Chirurgien de bataillon est responsable de
tout abus que l'on ferait des billets d'hôpital.

§ 18.

Lorsqu'un militaire , de quelque grade qu'il soit ,
vient à décéder auprès du Corps , le Chirurgien de
bataillon délivre aussitôt après la mort , un certificat (Supplément N°. 5. lettre e.) renfermant avec
précision , les noms et prénoms , la patrie , le grade,
le nom du corps et de la compagie du défunt , la
maladie à laquelle il a succombé et le jour du
décès. Il fait passer l'extrait mortuaire au chef du
corps pour l'expédition ultérieure et il note le cas
dans son rapport hebdomadaire.

§ 19.

Le quartier du Chirurgien de bataillon est à l'é-
tat-major du bataillon. Dans le cas où une partie
considérable du bataillon serait employée à une
expédition , ou qu'un détachement serait cantonné
dans une position particulièrement dangereuse , le

chef de bataillon pourra placer le Chirurgien dans le lieu où sa présence devient le plus nécessaire.

§ 20.

Lorsqu'une expédition composée de plusieurs détachemens de divers corps se met en marche, le Commandant supérieur désigne au moins un Chirurgien de bataillon, pour l'accompagner. Celui-ci alors indique, suivant les circonstances, à celui ou ceux de ses aides qu'il laisse en arrière, quel est le Chirurgien de bataillon auquel ils devront recourir pendant son absence, si les circonstances l'exigeaient.

§ 21.

Lorsque les cantonnemens du bataillon sont éloignés les uns des autres, le Chirurgien de bataillon place un de ses aides au plus écarté, tandis qu'il garde ordinairement l'autre près de lui à l'Etat-Major.

§ 22.

Lorsque le bataillon manœuvre, le Chirurgien de bataillon l'accompagne en personne, ou y envoie un des aides, si quelqu'affaire importante le retient.

En marche, il a soin de faire accompagner la pharmacie de campagne par un sous-chirurgien chargé de la surveiller, de prendre soin des malades qui pourraient se trouver avec le corps, et des traîneurs fatigués.

§ 23.

Chaque matin, le Chirurgien de bataillon remet au chef de bataillon la liste de tous les malades, soit qu'il les ait envoyés à l'hôpital, soit qu'il les traite au quartier.

§ 24.

A la fin de chaque semaine, le Chirurgien de bataillon expédie au Commissariat fédéral des guerres, un rapport sur les malades qu'il a soignés (Suppl. N°. 5. lettre a.). Il y insère les rapports spéciaux des sous-chirurgiens détachés qui relèvent de lui, l'accompagne d'un exposé général de l'état sanitaire de son bataillon et de chaque corps confié à ses soins, et y joint des observations sur l'exécution des ordonnances générales émises au sujet du service sanitaire.

Lorsqu'une maladie contagieuse se manifeste, le Chirurgien de bataillon en donne immédiatement avis au Commissariat fédéral des guerres, afin qu'il puisse prendre des mesures énergiques et préparer des moyens de séquestrer les infectés.

Service de campagne.

§ 25.

Dès qu'un corps sera dans le cas de se battre, les Chirurgiens de bataillon cesseront de traiter toute

affection interne et enverront sur-le-champ à l'hôpital les malades qui en seraient atteints. Ils seront,
au contraire, autorisés à traiter auprès du Corps,
les gales légères et autres maladies externes, qui ne
gênent point le service, sauf à prescrire les précautions nécessaires.

§ 26.

Les caisses de campagne seront alors mises, autant que possible, au grand complet pour tout ce
qui concerne la chirurgie. Les boulgues des fraters
seront tenues toujours bien fournies. Les médicamens externes les plus usuels et les bandages prescrits pour les caisses, pourront même alors être
augmentés, au cas que les circonstances parussent
l'exiger.

Dans le cas où les repourvues tarderaient à s'ef-
fectuer, le Chirurgien de bataillon sera autorisé à
acheter de son chef les susdits médicamens qui lui
seront nécessaires ; il pourra de même, avec l'approbation du Chef du corps, exiger, quoiqu'avec
discrétion et contre une juste rétribution, qu'on lui
livre sur place quelques draps pour bandages.

Enfin le Chirurgien de bataillon ne souffrira pas
que l'on place sur les chars destinés au transport
des caisses et brancards autre chose que ces objets.

§ 27.

Lorsqu'un combat s'engage, le Chirurgien de

bataillon se place à une certaine distance, derrière son Bataillon, autant que possible dans un lieu couvert, approuvé du Chef de bataillon ou désigné par lui. Il se fait désigner à l'avance les hommes commandés dans chaque Compagnie, pour transporter les blessés, sous la conduite d'un Sous-Officier, au lieu de pansement ; ensuite il fait tous ses préparatifs pour recevoir ces derniers.

Le Chirurgien de bataillon a soin de procurer quelques chars pour le transport des blessés, et il fait ensorte qu'ils soient aussi bien disposés que possible pour un tel usage.

§ 28

Le Chirurgien de bataillon et ses aides posent le premier appareil, et font les opérations pressantes, surtout lorsqu'aucune ambulance n'est à proximité.

Les blessés qui doivent être transportés sont, immédiatement après le pansement, placés sur les chars et emmenés sur les derrières aussitôt que possible. Ceux qui peuvent marcher suivent les chars à pied.

Les transports sont dirigés sur l'ambulance ou l'hôpital militaire le plus voisin.

§ 29.

Après l'action, le Chirurgien de bataillon mettra tous ses soins à ce que les blessés, amis ou ennemis, restés sur place, soient relevés, avec une égale sollicitude, pansés et transportés en arrière.

Il chargera un sous-chirurgien de veiller à l'ensevelissement des morts.

§ 3o.

L'un des Chirurgiens prendra une note aussi exacte que possible du nom des blessés, de l'espèce de leurs blessures, ainsi que du nom de ceux restés sur le champ de bataille. Si le nom était inconnu, on noterait les signes caractéristiques les plus saillans.

Le Chirurgien de bataillon fera parvenir au Médecin en chef un rapport spécial par écrit sur ce qui a eu lieu, et y joindra une copie signée de la note ci-dessus.

§ 3ɪ.

Lorsque plusieurs corps seront réunis pour une même entreprise militaire ou dans une même affaire, les Chirurgiens des corps se réuniront aussi et prendront de concert les mesures particulières et générales commandées par les circonstances. En pareil cas, le Chirurgien de bataillon le plus ancien commande les autres.

Lorsqu'une ambulance est située à proximité, les Chirurgiens des corps peuvent se joindre à elle, suivant le cas.

Le Chirurgien principal de division, lorsqu'il est présent, dirige ces établissemens.

B. *Instruction pour les Chirurgiens d'artillerie.*

§ 32.

Les Chirurgiens d'artillerie sont placés, pour tout ce qui concerne l'exercice de leur vocation, immédiatement sous les ordres du Commissariat fédéral des guerres, comme les Chirurgiens de bataillon ; par conséquent ils relèvent du Médecin en chef et sont sous la surveillance du Chirurgien principal de division, ou en son absence sous celle d'une inspection spéciale.

Sous le rapport militaire, ils obéissent au Commandant de la compagnie d'artillerie à laquelle ils sont attachés.

§ 33.

Comme le frater de la compagnie est le seul aide dont le Chirurgien d'artillerie puisse faire usage, il s'attachera d'autant plus à le rendre propre à son service.

§ 34.

Le Chirurgien d'artillerie s'acquittera, non-seulement envers la compagnie d'artillerie à laquelle il est tout premièrement attaché, mais aussi envers les détachemens de troupes, tels que carabiniers, sapeurs, train, etc., qui seraient confiés à ses soins médicaux, de tous les devoirs imposés au Chirurgien de bataillon. Il suivra d'ailleurs en tous points l'instruction pour les Chirurgiens de bataillon ; comme eux il expédiera dans les formes prescrites, à la fin de chaque semaine, un rapport sur les malades qu'il aura soignés.

§ 35.

Le Chirurgien d'artillerie se rendra chaque fois aux manœuvres avec sa compagnie ; il ne pourra s'absenter de son quartier que sur la permission du Commandant de la compagnie : tout congé plus long dépendra du Commissariat fédéral des guerres.

§ 36.

Chaque compagnie d'artillerie sera pourvue d'une pharmacie de campagne complète, avec ses médicamens, bandages, ustensiles et instrumens (Supplément N° 3).

Le Chirurgien d'artillerie est soumis aux mêmes règles et à la même responsabilité que le Chirurgien de bataillon, pour tout ce qui concerne l'inventorisation, la repourvue et le maintien des caisses.

Relativement à sa trousse particulière (voyez Supplément N° 3).

§ 37.

Lorsque l'artillerie agit en ligne avec d'autres

corps, son Chirurgien se joindra aux autres Chirurgiens de corps et ils s'assisteront mutuellement; la
différence de grade et l'ancienneté de service déter-
minent, en pareil cas, la subordination nécessaire
des uns envers les autres.

C. *Instruction pour les sous-chirurgiens des bataillons d'infanterie.*

§ 38.

Les sous-chirurgiens sont immédiatement subordonnés au Chirurgien de bataillon, pour l'assister
et exécuter ponctuellement ses ordres.

Sous le rapport militaire, ils obéissent au chef de
bataillon, comme tout autre militaire attaché au
bataillon.

§ 39.

Lorsque les sous-chirurgiens sont cantonnés dans
le même lieu que le Chirurgien de bataillon, ils se
rendent chaque jour auprès de lui, à l'heure qu'il
a fixée, afin de prendre ses ordres, de l'aider dans
l'exercice de ses fonctions, de préparer les médicamens et de soigner, d'après ses ordres, les malades
tant éloignés que rapprochés.

§ 40.

Lorsqu'un sous-chirurgien sera chargé d'accompagner le char qui transporte les caisses de phar-

macie, il s'occupera spécialement des hommes qui restent en arrière par suite d'indisposition ou de fatigue : à cette occasion, il décide s'il en est auxquels on doive permettre de monter sur les chars, et quels seront ceux qui pourront jouir de cet avantage, tout en évitant de surcharger inutilement les voitures.

§ 41.

Lorsqu'un sous-chirurgien reçoit une caisse pour son usage spécial, il est entièrement responsable de l'emploi des médicamens et des bandages ; il veille au maintien et à la propreté des instrumens, etc., qui lui sont confiés. Il rend compte au Chirurgien de bataillon de la consommation des médicamens, etc., et s'adresse à lui pour les remplacer.

Le sous-chirurgien se munira d'une trousse, à teneur du Supplément N° 3.

§ 42.

Lorsqu'un sous-chirurgien accompagnera un détachement, il suivra à son égard l'instruction pour les Chirurgiens de bataillon, fera les visites journalières et les inspections sanitaires, aussi longtemps que le détachement sera séparé du bataillon. En tous cas, il se conformera aux directions spéciales du Chirurgien de bataillon.

Il remettra son rapport journalier à l'officier

qu'on lui indiquera , et celui-ci le fera passer au Chef de bataillon.

Quant à l'exposition spéciale du traitement médical des malades , il suivra le formulaire (Supplément N° 5. Lettre *A*); puis fera passer ce relevé au Chirurgien de bataillon , en l'accompagnant d'un rapport par écrit , relatif à ses autres fonctions.

§ 43.

Dans toutes leurs fonctions , les sous-chirurgiens sont placés sous la surveillance et la direction du Chirurgien de bataillon ; dans les cas graves qui surviendraient en l'absence du Chirurgien de leur bataillon, ils auront recours aux conseils d'un autre Chirurgien de bataillon à leur proximité.

D. *Service des fraters auprès des compagnies.*

§ 44.

Les fraters font partie intégrante de leurs compagnies respectives , et sont en conséquence sous les ordres du capitaine; mais pour tout ce qui concerne le service sanitaire , ils obéissent aux Chirurgiens de leur corps.

§ 45.

Chaque frater est responsable de la boulgue équipée d'après le règlement (Supplément N° 3.), du bidon et du brancard qui lui auront été confiés. Il s'adressera au Chirurgien qui le commande, pour remplacer promptement ce qui manquerait à sa boulgue.

En marche, le frater porte toujours avec lui sa boulgue et son bidon, afin de pouvoir mettre promptement et en tout lieu, sous la main du Chirurgien, ce dont celui-ci aurait besoin. Il en sera de même chaque fois que la compagnie manœuvrera, à moins que son capitaine ne l'en ait expressément exempté.

§ 46.

Les fraters ne se mêleront aucunement de fonctions chirurgicales, sous peine d'être sévèrement punis, excepté toutefois de celles pour lesquelles ils auront été instruits et autorisés spécialement par leurs Chirurgiens : en tout cas, ils rendront compte de la manière dont ils auront employé ce qui manquera dans leur boulgue.

§ 47.

Dans les compagnies détachées, carabiniers, etc., le frater placera son brancard sur le char de bagage du corps, et en sera responsable.

Dans les bataillons, on chargera les brancards de toutes les compagnies sur le char qui transporte la pharmacie. En arrivant au camp ou au cantonnement, le Chirurgien de bataillon décidera si chaque frater retirera son brancard, ou bien s'ils resteront réunis sous la surveillance du frater qu'il désignera.

§ 48.

Les fraters raseront les soldats de leur compagnie deux fois par semaine; le savon nécessaire leur sera payé sur l'ordinaire des soldats.

§ 49.

En outre, ils sont appelés exclusivement à soigner les individus indisposés, les malades et les blessés; ils en prennent soin, leur font prendre les remèdes et suivre les autres prescriptions; ils veillent à ce qu'ils n'outrepassent pas les ordonnances des Chirurgiens. En un mot, ils remplissent la charge d'infirmiers exercés, en suivant les ordres des Chirurgiens dans tout ce qui concerne la garde des malades et les soins à leur administrer.

§ 5o.

Le frater se rendra chaque jour, à l'heure indiquée, auprès du Chirurgien qui lui sera désigné, afin de prendre ses ordres et de rendre compte de l'état des malades. Il répétera ce dernier devoir aussi fréquemment dans la journée que cela sera nécessaire.

Lorsqu'il survient chez un malade quelque chose d'extraordinaire, et dans tout accident grave, le frater fait appeler sur-le-champ le Chirurgien.

§ 51.

Le Chirurgien qui délivre un billet d'hôpital peut, après en avoir averti le Commandant de la compagnie, envoyer un frater pour accompagner un malade en danger, pendant son transport à l'hôpital.

§ 52.

Sur le champ de bataille, les fraters sont chargés, ou bien de porter secours aux blessés dans les rangs des compagnies, ou bien d'aider les Chirurgiens à panser les blessés et à les placer sur les chars désignés pour leur transport. En tout cas, ils relèvent entièrement, à cet égard, des ordres du Chirurgien de leur bataillon.

CHAPITRE II.

INSTRUCTIONS POUR LES CHIRURGIENS ET LES EMPLOYÉS DES AMBULANCES (HOPITAUX MOBILES).

A. *Instruction pour les Chirurgiens d'ambulance de première classe.*

§ 53.

Les Chirurgiens d'ambulance de première classe sont placés immédiatement sous les ordres du Chirurgien principal de division, qui assigne à chacun d'eux le poste qu'il doit desservir. Le Chirurgien de division désigne (surtout entre les chirurgiens de première classe) celui qui, pendant son absence de l'ambulance, doit diriger et conduire tout l'établissement, et en cas de séparation, celui qui doit commander une section détachée.

§ 54.

Les Chirurgiens de première classe dirigent le pansement des blessés, font pour l'ordinaire les opérations chirurgicales, prescrivent les médicamens internes qui deviendraient nécessaires, ainsi que le régime. Ils veillent à ce que la nourriture soit bien et fidèlement fournie; pour cela, ils examinent de temps à autre les provisions, la préparation et la répartition des alimens.

§ 55.

Dans chaque ambulance, le Chirurgien chargé de sa direction tient le registre d'entrée et de sortie des malades; il en remet, chaque semaine, un extrait signé de sa main au Chirurgien principal de division.

Il désigne les individus en état d'être évacués et pourvoit aux dispositions nécessaires à cette occasion, d'après l'instruction relative aux évacuations et les ordres du Chirurgien principal de division. Il signe les listes d'évacuation.

Lorsqu'un militaire est renvoyé de l'ambulance comme guéri, il lui donne avant l'évacuation le billet de sortie prescrit et le renvoie à son corps.

Lorsqu'un soldat meurt à l'ambulance, le Chirurgien dresse l'extrait mortuaire d'après l'ordonnance, charge l'Econome de pourvoir à l'ensevelissement et lui remet l'extrait mortuaire, pour le faire passer au Commissariat des guerres fédéral.

§ 56.

Le Chirurgien chargé de la direction d'une ambulance pourvoit aux besoins du personnel attaché à cet établissement, comme un capitaine à ceux de sa compagnie. Il dresse les bons pour les subsistances fournies par les communes, pour les fournitures en pain et viandé, et ceux pour les transports par terre et par eau.

Il remet ces bons à l'Econome, qui les porte sur le contrôle, ou en son absence, à l'infirmier faisant fonction de fourrier, qui alors en prendra une note détaillée, à l'usage de l'Econome.

Il est en outre chargé d'expédier, au cas échéant, les feuilles de route pour des infirmiers, des convalescens ou des évacués qui partiraient isolément de l'ambulance. Il adressera les porteurs de ces feuilles à l'Econome, pour obtenir le paiement des indemnités de route (en son absence il en fera l'avance), puis dressera un borderau des feuilles de route payées, dont l'Econome remboursera le montant.

Enfin il s'adressera de même à l'Econome pour tous les objets de comptabilité et tout ce qui est relatif à la solde.

§ 57.

Le Chirurgien placé momentanément à la tête d'une ambulance ou d'une de ses sections, exerce, pendant ses fonctions, le droit pénal de capitaine sur les individus qui lui sont subordonnés et adresse son rapport au Chirurgien principal de division.

§ 58.

Tous les Chirurgiens de première classe doivent être au fait de l'instruction pour les Chirurgiens de bataillon, parce qu'ils peuvent être appelés, dans le besoin, à remplacer ces derniers momentanément.

Ils ne peuvent s'absenter pendant une nuit du quartier de l'ambulance, sans l'agrément du Chirurgien principal de division, et n'obtiendront de congé plus long que sur la permission du Médecin en chef.

Les Chirurgiens d'ambulance de toutes les classes se dirigeront d'après le Supplément N° 3, dans l'acquisition des instrumens dont ils doivent se munir.

B. *Instruction pour les Chirurgiens d'ambulance de seconde et troisième classe.*

§ 59.

Les Chirurgiens de seconde classe attachés à une division d'ambulance sont placés sous les ordres du Chirurgien principal de division, qui les répartit, suivant le cas, dans les différentes sections d'ambulance. Ils sont subordonnés aux Chirurgiens de première classe; ils peuvent, en cas de besoin, être détachés pour desservir le poste d'une compagnie d'artillerie, en l'absence de son Chirurgien; ils doivent donc être au fait du service de ce dernier.

§ 60.

Les Chirurgiens de troisième classe sont subordonnés aux Chirurgiens d'ambulance des deux autres classes, et doivent en respecter les ordres et les directions. Suivant les circonstances, ils seront répartis entre les diverses sections d'ambulance. Ils seront au fait des fonctions des sous-chirurgiens de bataillon, pour pouvoir les remplir dans le besoin.

§ 61.

Les Chirurgiens de seconde et troisième classe sont appelés à assister ceux de première classe, dans l'exercice de leur vocation, ainsi qu'à leur servir d'aides dans les opérations. Ils sont spécialement chargés du pansement ordinaire des blessés.

§ 62.

Le Chirurgien de division désigne pour chaque section d'ambulance un Chirurgien de seconde ou de troisième classe chargé de la pharmacie de campagne. Celui-ci est personnellement responsable de la pharmacie, du dépôt de bandages et des instrumens de sa section ; il indique au Chirurgien principal de division la consommation des médicamens, bandages, etc., pour qu'il y pourvoie. Lorsque les trois sections agissent en commun, une seule pharmacie est mise en usage, les autres restent fermées et réservées pour les besoins inattendus ; dans ce cas, un seul des Chirurgiens chargés des pharmacies est libéré du service de garde, tandis que les deux autres rentrent dans le service ordinaire, avec leurs collègues.

§ 63.

L'orsqu'une ambulance est en activité, les Chirurgiens de seconde et troisième classe sont chargés de la garde à tour de rôle. Si le local, le nombre des malades ou d'autres circonstances l'exigeaient, un Chirurgien de seconde classe avec un de troisième pourront être appelés à être simultanément de garde. Le Chirurgien de garde ne quittera pas l'ambulance pendant vingt-quatre heures.

§ 64.

Le Chirurgien de garde maintien le bon ordre dans l'ambulance, surveille les malades, les blessés et les infirmiers ; il fait appeler l'Aumônier le plus voisin auprès des malades en danger : si le malade est un catholique, il aura soin qu'on puisse lui administrer l'extrême-onction avant sa mort.

Il observera fréquemment les malades et les blessés, surveillera l'administration des médicamens prescrits, tant intérieurs qu'extérieurs ; en cas d'accident, il portera sur-le-champ les secours nécessaires, ou fera appeler le Chirurgien directeur. Il a spécialement l'œil sur l'exacte répartition des alimens et leur bonne préparation ; aussi doit-il toujours assister à la distribution des alimens et des boissons.

C'est encore à lui qu'est remise l'exécution de ce qu'on appelle *la petite chirurgie*. Il a soin de maintenir les appareils à pansement ordinaires, bien pourvus et dans le meilleur ordre, de préparer des fils à ligature en suffisante quantité, de tenir en bon état les instrumens de chirurgie, etc.

§ 65.

Relativement au service intérieur de l'ambulance, le personnel de ces établissemens est tenu de suivre, autant que faire se peut, le règlement pour les hôpitaux stationnaires.

C. *Instruction pour les Economes des ambulances.*

Dispositions générales.

§ 66.

L'Econome d'une ambulance est sous les ordres du Commissariat des guerres fédéral et en particulier du Chirurgien principal de division, auquel il doit recourir immédiatement pour tout ce qui est relatif à ses fonctions.

§ 67.

Tous les infirmiers de l'ambulance sont sous ses ordres et sa surveillance; il les distribue suivant le cas, entre les diverses sections. Il détermine pour chacun d'eux la sphère de leurs occupations, d'après leur capacité et leur conduite.

Les infirmiers qui s'enivreraient ou tomberaient dans quelque faute grave, seront sans ménagement dénoncés par l'Econome au Chirurgien principal de division ou à celui chargé de la direction de la section d'ambulance que cela concerne; puis ils seront punis.

§ 68.

L'Econome doit s'entendre avec le Chirurgien principal de division pour tout ce qui est relatif au bien et à l'établissement régulier de l'ambulance.

D'après les directions de ce dernier , il est chargé de pourvoir au choix et à l'arrangement du local dans lequel l'ambulance sera placé , en prenant ses mesures d'avance, si les circonstances le permettent. A cet effet , il choisira , autant que possible , des bâtimens à couvert des influences atmosphériques nuisibles , d'ailleurs bien éclairés , spacieux et aérés. Si faire se peut , on se gardera de placer les blessés chez le bourgeois.

§ 69.

L'Econome est responsable de tout le matériel de l'ambulance; il est chargé de l'entretien et du soin des malades et des blessés qui s'y trouvent ; il contrôle les bons délivrés par le Chef de l'ambulance ou d'une section; pourvoit aux chevaux de réquisition , vivres , fournitures de paille , etc. , délivre la solde à toutes les personnes attachées à l'ambulance et tient les comptes d'achats éventuels.

Dans les lieux où l'on aurait à redouter un manque de paille , de vivres ou choses semblables , l'Econome pourra s'adresser au Commissaire des guerres de la Division, et solliciter son intervention.

§ 70.

L'Econome aura sans cesse l'œil ouvert sur tout ce qui concerne l'administration de l'ambulance ; lorsque les sections seront détachées , il inspectera chacune d'elles de temps en temps.

§ 71.

L'Econome expédie régulièrement et dans les formes générales, au Commandant de division, les rapports sommaires sur l'état de l'ambulance, signés par le Chirurgien principal de division.

Il adresse au Commissariat des guerres fédéral les rapports ordinaires de dislocation, y ajoutant à la fin de chaque mois celui relatif aux événemens arrivés dans l'ambulance et à la conduite des infirmiers.

Administration du matériel.

§ 72.

L'Econome tient un contrôle exact des effets qui appartiennent à la division d'ambulance, et le dresse pour chacune des sections à part. Ce contrôle indiquera exactement l'état primitif des provisions et leur accroissement, ainsi que leur sortie spécifiée par perte, dommage ou passage dans une autre section ; dans ce dernier cas, la sortie sera portée à l'entrée d'autre part.

Aucun effet ne pourra passer d'une section dans une autre sans la permission de l'Econome, averti au préalable.

§ 73.

L'Econome ne s'occupe du dépôt des médicamens,

bandages, instrumens, etc., que pour payer les comptes d'achat, visés par le Chirurgien principal de division.

§ 74.

L'Econome fait réparer les effets endommagés ; il propose les nouvelles acquisitions, mais ne les fait qu'après en avoir reçu l'ordre.

Il fait laver avec soin et changer fréquemment la litterie et le linge ; il devra le faire nettoyer de toute autre manière, si le Chirurgien principal de division le prescrit.

§ 75.

Lorsque des effets de litterie et des ustensiles de cuisine pour le service de l'ambulance seront fournis, ensuite de réquisitions adressées aux communes ou aux particuliers, l'Econome en dressera un inventaire exact, afin de pouvoir justifier leur consommation, leur perte ou leur restitution aux propriétaires, auprès du Commissariat des guerres fédéral.

§ 76.

L'Econome envoie le 15e de chaque mois, au Commissariat des guerres fédéral, un tableau indiquant exactement tous les changemens survenus dans le matériel de l'ambulance, ainsi que son état actuel.

Il répond de tout ce qui serait perdu ou endommagé par négligence ou par sa propre faute, à moins qu'il ne prouve au moyen d'un procès-verbal visé par le Chirurgien principal de Division, que la faute ne peut lui en être imputée.

Soins et entretien des malades.

§ 77.

L'Econome fournit aux malades reçus dans l'ambulance les alimens et les boissons qui leur sont nécessaires, soit en les achetant lui-même sur le compte du Commissariat des guerres fédéral, soit en les faisant livrer d'après un accord passé avec un tiers. Jamais il ne peut les livrer pour son propre compte.

§ 78.

Lorsque l'Econome entretient les malades au moyen des vivres qu'il a achetés lui-même, il a soin de tenir un compte détaillé de ses emplètes; ce compte indiquera avec exactitude la consommation journalière et la provision actuelle; il sera envoyé au Commissariat des guerres fédéral à la fin de chaque mois.

L'Econome aura l'œil à ce qu'aucun abus et aucune infidélité ne se commette à l'égard des provisions.

§ 79.

Lorsque l'entretien des malades pourra avoir lieu sur un accord, l'Econome conclura, à la connaissance et d'après les directions du Chirurgien principal de division, un marché clair et précis qui spécifiera et estimera exactement la portion à donner aux malades et les autres engagemens; puis il le fera passer au Commissaire des guerres en chef, pour le ratifier. A la fin du mois, ou lorsque l'ambulance se déplacera et qu'en conséquence les accords de fournitures cesseront, l'Econome clôra ses comptes avec le fournisseur et les expédiera, ainsi que leurs pièces justificatives, au Commissariat des guerres fédéral.

§ 80.

Le règlement pour la diète dans les hôpitaux militaires détermine l'ordre des repas dans les ambulances. Aussi long-temps que l'ambulance est en activité, les infirmiers y sont nourris et ne reçoivent point de ration de viande et de pain.

§ 81.

L'Econome tient un registre d'entrée et de sortie des malades soignés dans l'ambulance, et y fait entrer celui des malades soignés dans les sections détachées.

Il annexe une copie de ce registre aux comptes relatifs à l'entretien des malades et l'adresse à la fin du mois au Commissariat des guerres fédéral. (Supplément N° 5. lettre g).

§ 82.

L'Econome a soin de faire mettre à part les effets de chaque malade entrant dans l'ambulance; il fait remettre aux malades évacués ceux qui leur appartiennent, et pourvoit aux soins que ces effets exigent pendant le transport, si les propriétaires ne sont pas en état de le faire eux-mêmes. Il désignera ou fera désigner, par un infirmier de confiance, ces effets sur les billets d'évacuation ou de sortie, ainsi que sur les extraits mortuaires.

§ 83.

L'Econome pourvoit aux ensevelissemens, prend soin des effets des décédés et se charge de les expédier au Commissariat des guerres du Canton que cela concerne. Il fait passer au Commissariat des guerres fédéral les extraits mortuaires, avec son rapport ordinaire de dislocation.

Fournitures.

§ 84.

L'Econome, sur les ordres du Chirurgien prin-

cipal de division, procure les chevaux de réquisition pour le transport de l'ambulance, les chars,
chevaux, bateaux et bateliers pour le transport des
blessés, pourvoit à l'entretien des personnes attachées à l'ambulance, etc.

Les bons que les Chirurgiens d'ambulance déli-
vrent pour ces divers objets, seront contrôlés par
l'Econome, qui veillera à ce qu'il ne soit pas touché
plus de rations de fourrage et de bouche, ou plus
payé aux Chirurgiens pour les rations non touchées,
que l'état de la solde ne porte.

Solde et paiemens.

§ 85.

L'Econome reçoit du Commissariat des guerres
fédéral les avances en fonds nécessaires pour le service des ambulances. Il tient la caisse sous l'inspection du Chirurgien principal de division.

§ 86.

Il paie, d'après les règlemens généraux, la solde
des personnes attachées à l'ambulance et dresse les
contrôles mensuels de solde et d'entretien.

Lorsque des individus isolés sortent de l'ambulance avec des feuilles de route, ou passent de cette
manière d'une section d'ambulance à une autre, il
leur remet les indemnités de route qui leur sont

dues : il paie aux Chirurgiens les rations qu'ils n'ont pas touchées en nature. Sur l'un et l'autre article, il dresse les *états* prescrits.

Il paie tous les achats pour l'ambulance, faits soit en conséquence des soins auxquels il est tenu , soit d'après les ordres qu'il a reçus ; et il dresse les bordereaux spécifiés relatifs à ces achats.

§ 87.

Tous ses comptes seront arrêtés à la fin du mois , munis de leurs pièces justificatives, visés par le Chirurgien principal de division et soumis à la passation au Commissariat des guerres fédéral.

Service dans les hôpitaux stationnaires.

§ 88.

Lorsqu'une section d'ambulance est jointe à un hôpital stationnaire , l'Econome dressera un inventaire de tous les effets appartenant à la section , le remettra à l'Econome de l'hôpital , qui lui livrera un reçu en dues formes , pour les effets livrés.

A dater du jour de leur réunion , les Chirurgiens et infirmiers de la section reçoivent leur solde et leur subsistance de l'hôpital ; les malades sont entretenus par l'administration de l'Econome d'hôpital.

D. *Service des infirmiers d'ambulance.*

§ 89.

Les hommes employés au service de l'ambulance sont sous les ordres immédiats de l'Econome et obéissent aux Chirurgiens de l'ambulance.

§ 90.

Les infirmiers soigneront les malades et les blessés avec une attention et une patience soutenue ; ils observeront la plus grande propreté, veilleront à la bonne qualité des vivres, et s'ils remarquaient quoi-que ce soit de fautif à cet égard, ils en avertiraient le Chirurgien de garde. Ils s'exercent à charger avec adresse les chars d'ambulance.

§ 91.

Jour et nuit, un nombre d'infirmiers déterminé par le Chirurgien-directeur de l'ambulance seront de garde ; dans tous les cas, il y en aura au moins un. Les infirmiers de garde ne quitteront pas l'ambulance ; ils administreront aux malades les secours nécessaires et les médicamens, d'après les prescriptions des médecins.

§ 92.

L'Econome désignera, pour chaque section détachée, l'infirmier qui, pendant son absence, sera chargé de tenir le compte d'entrée et de sortie des provisions, compte dont ce dernier sera responsable auprès de l'Econome. Ce même infirmier dressera le registre d'entrée et de sortie des malades, et le fera passer à l'Econome pour l'examiner et l'insérer dans le registre principal. Il recevra, de chaque malade ou blessé entrant, ses effets superflus, prendra soin que rien ne s'égare et en répondra. Il remettra aux sortans et aux évacués tous les effets qu'ils avaient apportés à l'ambulance. Il recueillera tous les effets des décédés, en dressera un inventaire et le remettra à l'Econome, à la disposition duquel ces effets demeureront.

§ 93.

Il y aura pour l'ambulance et pour chacune de ses sections détachées, un infirmier chargé des fonctions de fourrier.

Celui-ci dresse, pour le remettre à l'Econome, un relevé exact des bons qu'il a reçus des Chirurgiens de l'ambulance, bons relatifs soit à leur propre subsistance et à celle des infirmiers, soit aux rations de fourrage pour leurs chevaux, soit aux transports effectués par le moyen des réquisitions ; il remet ces bons aux préposés des communes : il veille à ce que les rations soient exactement délivrées par les fournisseurs et régulièrement distribuées.

Si l'Econome a pris ses engagemens de telle sorte qu'un particulier ou un aubergiste fournisse les vivres pour les malades ensuite d'un accord conclu, l'infirmier-fourrier recevra ces vivres et vérifiera leur bonne qualité. — Si l'établissement est dirigé en régie et que les subsistances soient achetées pour son propre compte, l'infirmier-fourrier soigne la rentrée des denrées, les examine et les délivre à la cuisine, suivant les besoins.

CHAPITRE III.

INSTRUCTION POUR LES OFFICIERS DE SANTÉ ET LES EMPLOYÉS DES HOPITAUX MILITAIRES STATIONNAIRES.

A. *Instruction pour les Médecins des hôpitaux militaires stationnaires.*

Relations de service.

§ 94.

Les Médecins des hôpitaux sont sous les ordres du Commissaire des guerres en chef, qui les nomme sur la présentation du Médecin en chef.

Ils sont immédiatement sous la direction du Médecin en chef et doivent se conformer en tout à ses instructions. En outre, chaque Chirurgien d'hôpital est soumis au Commandant de division ou de brigade dont relève la place où est situé l'hôpital.

§ 95.

Suivant les circonstances, le Commissariat des guerres fédéral adjoint au Médecin d'hôpital un ou plusieurs Médecins ou Chirurgiens, auxquels il distribue la direction des salles de malades sous son inspection générale. Des sous-chirurgiens en nombre suffisant seront, en outre, subordonnés à chaque Médecin d'hôpital et l'assisteront,

Le Médecin de l'hôpital est chargé de surveiller les aides qui lui sont adjoints, ainsi que l'Econome de l'hôpital, pour ce qui concerne le service et la conduite ; il censure à propos les fautes qu'ils commettraient et en avertit le Médecin en chef, sous sa responsabilité, afin que ce dernier procède ultérieurement, s'il y a lieu.

Il tiendra rigoureusement les infirmiers à leur devoir : il pourra leur donner les arrêts pour cause de négligence envers les malades confiés à leurs soins ou pour toute autre faute. Lors de récidives ou dans les cas graves, il pourra les suspendre de leur service, sauf à en avertir sans retard le Commissariat des guerres fédéral. — Sa compétence pénale est la même que celle du Chirurgien principal de division.

§ 96.

Le Médecin d'hôpital veillera à ce que les malades se soumettent exactement à la police de l'hôpital et observent ses prescriptions. Les récalcitrans et les désobéissans pourront être punis, autant que l'état de leur santé le permettra, soit en les privant d'une partie de leurs alimens, soit en les enfermant dans une chambre à part destinée à cela ; dans tous les cas, le fait sera porté sur le premier rapport hebdomadaire. Lors de fautes graves, il fera punir les coupables par le Commandant supérieur des troupes le plus voisin.

§ 97.

Le Médecin d'hôpital donne à la garde et au planton de l'hôpital non-seulement la consigne générale relative à la police et à l'ordre extérieur et intérieur de l'établissement; mais encore tout autre ordre spécial relatif au service de l'établissement.

§ 98.

Le Médecin d'hôpital prendra ses arrangemens de telle manière que le sous-chirurgien ou l'infirmier de garde puisse le trouver à chaque instant ; il se rendra sur-le-champ à l'hôpital à l'arrivée des malades en danger et chaque fois que sa présence y deviendra nécessaire.

Jamais il ne s'éloignera du lieu où est placé l'hôpital, qu'après avoir remis son service à un autre Médecin, sur l'autorisation spéciale et par écrit du Médecin en chef. Si lui-même ou un sous-chirurgien tombait malade et ne pouvait continuer son service, il en avertirait sur-le-champ le Médecin en chef.

Entrée à l'hôpital et sortie.

§ 99.

Les malades qui doivent entrer à l'hôpital sont dans la règle pourvus de billets d'entrée ou d'évacuation ; ces billets seront examinés par le Médecin d'hôpital et visés par lui avec l'indication du jour d'entrée ; ensuite le malade est renvoyé à l'Econome pour être admis.

S'il survenait quelque malade ou blessé sans billet d'entrée en règle, le Médecin les examinerait attentivement, s'informerait du temps et des circonstances dans lesquelles l'accident ou la maladie sont survenus, des phénomènes qui accompagnèrent son développement ; il prendrait note du nom du malade et de celui de son corps, et dresserait sur le tout une permission d'entrée pour la remettre à l'Econome. Chaque fois que pareille réception extraordinaire aura lieu, le Médecin en avertira sur-le-champ par écrit le chef du corps auquel appartient le malade reçu ; puis il consignera le fait dans son rapport hebdomadaire.

§ 100.

Le Médecin d'hôpital a soin de séparer, autant

que possible , les malades atteints d'affections différentes et surtout ceux attaqués de maladies conta-
gieuses ; dans ce dernier cas , il indiquera à l'Econome la manière de nettoyer les vêtemens apportés,
afin de prévenir la propagation de la gale ou de telle
autre maladie.

§ 101.

Lorsqu'un malade ou un blessé est rétabli , le Médecin d'hôpital dresse , le soir avant le départ du
convalescent , un billet de sortie (Supplément N° 5.
lettre c.) contenant les noms et prénoms , le lieu
d'origine , le grade et le corps du sortant , ainsi que
le nom de l'autorité qui l'avait envoyé à l'hôpital.
Le billet de sortie indiquera , en outre , la maladie
ou l'accident pour lequel le malade fut traité et la
durée exacte de son traitement à l'hôpital. Dans le
cas où l'individu aurait été antérieurement traité
dans un autre hôpital , puis évacué sur celui dont
il sort actuellement , le billet de sortie porterait
aussi le temps pendant lequel il est resté dans le
précédent hôpital.

§ 102.

Si le corps auquel l'individu sortant doit se rendre
est éloigné , le Médecin lui remettra la feuille de
route prescrite pour les militaires voyageant isolément.

La feuille de route renvoie dans la règle le convalescent à son corps ; mais si le cantonnement de ce dernier est inconnu, elle l'adresse au quartier général de division le plus voisin, ou à celui de Général en chef.

§ 103.

Le Médecin ne peut accorder à un malade ou à un convalescent la sortie de l'hôpital, en congé ou en exemption à titre d'incapacité de service, et le renvoyer dans ses foyers avec une feuille de route, qu'en suivant à cet égard les formes règlementaires, ou sur un ordre spécial du Commissaire des guerres en chef.

§ 104.

Lors d'une évacuation sur un autre hôpital, ordonnée par le Commissariat des guerres fédéral, le Médecin est libre de choisir et désigner les malades qui doivent être évacués, tant qu'il n'a pas reçu d'instructions particulières sur ce sujet ; du reste, il suivra en genéral, dans ce cas, le règlement sur les évacuations d'hôpitaux.

§ 105.

Si un militaire déserte l'hôpital, le Médecin en donne sur-le-champ avis par écrit au Commandant de la place, ou s'il n'y en a point, au Commandant de troupes le plus voisin ; il en fait mention dans son rapport hebdomadaire, indépendamment de la déclaration de sortie qu'il donne à l'Econome, pour la faire passer au Commissariat des guerres fédéral.

§ 106.

Lorsqu'un individu meurt à l'hôpital, le Médecin dresse, aussitôt après le décès, (Supplément N°. 5. lettre e.) un certificat indiquant les noms et prénoms, le lieu d'origine, le grade, la compagnie et le corps du défunt, la maladie à laquelle il a succombé, ainsi que le jour de sa mort. Ce certificat (extrait mortuaire) est remis par le Médecin à l'Econome, qui doit pourvoir à l'ensevelissement.

§ 107.

Le Médecin veille à ce que les effets des entrans soient exactement contrôlés, mis à part par l'Econome, puis remis ou soignés, selon la règle, à la sortie des malades.

§ 108.

Il fait dresser sous sa direction particulière et sous sa responsabilité un registre de tous les malades entrés à l'hôpital. Ce registre indiquera le jour de l'entrée, les noms et prénoms, le lieu d'origine, le grade, la compagnie et le corps de chaque individu, sa maladie, le jour de sa sortie et de quelle manière elle eut lieu. Ce registre sera constamment à jour ; il restera déposé dans la chambre réservée aux Chirurgiens , afin que chaque Officier puisse en prendre connaissance en tout temps.

Traitement des malades.

§ 109.

Le Médecin d'hôpital est tenu de visiter chaque jour toutes les chambres de malades , et , suivant le besoin , de répéter ces visites dans la journée.

A la visite du matin , il prescrit la diète du jour et en expédie le relevé à l'Econome , après l'avoir revu et signé.

Il prescrit les médicamens , écrit ou dicte les formules, qu'il signe avant de les envoyer à la pharmacie.

Il fait lui-même les pansemens ou les fait faire en sa présence , par les sous-chirurgiens qui l'assistent.

§ 110.

A chaque visite on inscrira , soit sur un cahier de visite spécial , soit sur les formulaires imprimés suspendus près du lit de chaque malade , les prescriptions de médicamens tant internes qu'externes, la diète , et , dans les cas graves ou intéressans , une notice succincte sur la maladie et sa marche. Le mode de cette inscription est laissé au choix du Médecin de l'hôpital , s'il n'est déterminé par les ordres du Médecin en chef. En tous cas , le Médecin de l'hôpital veillera à ce que ces inscriptions se fassent exactement et régulièrement, et à ce que les cahiers de visite et les formulaires ne s'égarent pas, mais soient toujours à la disposition du Médecin en chef, pour y puiser des renseignemens administratifs ou scientifiques.

§ 111.

Le Médecin a l'œil sur la quantité convenable et sur la bonne qualité des alimens et boissons; il examine s'ils sont préparés proprement et bien apprêtés. En conséquence, il visite souvent la cuisine et la dépense, et assiste de temps à autre à la distribution des vivres.

§ 112.

Il veille de même à ce que les médicamens soient de bonne qualité et bien préparés; il communique à ce sujet ses observations au pharmacien; en cas de besoin, il fait son rapport au Médecin en chef.

Il exerce la même surveillance à l'égard de l'emploi des bandages et autres objets de chirurgie, et de leur lavage; il prend soin que les appareils à pansement soient toujours garnis proprement, prêts à servir et tenus conformément aux règles de l'art et à l'exigeance momentanée.

§ 113.

Il doit exercer son inspection sur la propreté de

l'établissement en général, veiller à ce que l'Econome remplisse son devoir à cet égard, et ordonner les changemens de paille, de litterie, etc., motivés sur des circonstances extraordinaires.

§ 114.

Le Médecin d'hôpital est chargé de toutes les opérations qui se présentent. Tant qu'aucun chirurgien ne lui est adjoint (§ 95.), il ne peut, sans en avoir reçu l'autorisation du Médecin en chef, en confier l'exécution à un autre. Il peut recourir aux conseils du Médecin en chef pour ce qui regarde le traitement chirurgical ou médical des malades en général; en outre, il est libre, dans des cas particuliers ou difficiles, d'appeler en consultation un autre médecin ou chirurgien du lieu, dont le mérite et l'expérience sont reconnus, pour s'entendre avec lui sur le traitement à suivre et le choix des médicamens à employer.

§ 115.

Il veille particulièrement à ce qu'aucun hôte paresseux ne s'établisse dans l'hôpital, sous prétexte de quelque maladie simulée et dans le but de s'exempter du service en prolongeant son séjour à l'hôpital : il serait responsable d'un tel désordre lorsqu'il ne l'aurait pas réprimé.

§ 116.

Dans le cas où aucun Aumônier ne se trouverait

à portée des malades, le Médecin n'oubliera pas de les faire visiter par d'autres ecclésiastiques de leur religion, de leur procurer un service divin chaque dimanche, et, dans les cas graves, des secours spirituels. — Pour les catholiques en danger de mort, il fera ensorte qu'on puisse leur administrer l'extrême-onction.

Administration.

§ 117.

Le Médecin d'hôpital signe de sa propre main tous les billets d'hôpitaux et d'évacuation, les extraits mortuaires, rapports, etc., qu'exige le service de l'hôpital ; ces actes n'obtiennent pleine validité que par sa signature. Il répond de la justesse et de l'exactitude de leur contenu.

§ 118.

Tous les comptes de l'Econome sont soumis à l'examen préalable du Médecin ; il examine surtout avec attention la liste nominale des malades, dressée par l'Econome à la fin de chaque mois, et la signe, s'il la trouve juste.

§ 119.

Les comptes mensuels du pharmacien seront visés par lui. Dans le cas où l'hôpital aurait sa propre pharmacie, le Médecin en surveille l'administration et adresse au Médecin en chef les listes de repourvue, afin de remplacer au fur et à mesure ce qui est consommé.

Il surveille de même le registre du sous-chirurgien, sur lequel sont portées les entrées des bandages, brayers, etc., envoyés à l'hôpital par les dépôts de la Confédération, ainsi que la quotité de leur consommation. Il en expédie à la fin de chaque mois une copie, à compte clos et visé par lui, au Commissariat des guerres fédéral.

§ 120.

Le Médecin d'hôpital dresse, à la fin de chaque mois, un contrôle de solde, comprenant tout le personnel supérieur et inférieur du service de l'hôpital et l'expédie (*directement*) au Commissariat des guerres fédéral; l'Econome d'un hôpital étant pour l'ordinaire un fournisseur en vertu d'un contrat et non pas un employé soldé.

§ 121.

A la fin de chaque semaine, le Médecin envoie au Commissariat des guerres fédéral un rapport sommaire sur le nombre des malades soignés dans l'hôpital. Ce rapport sera dressé d'après le formulaire (Supplément N°. 5. lettre f.), et on y joindra, à titre de mention sepéciale, un rapport sur la marche des principales maladies, la liste nominale des individus reçus sans billets d'entrée et celle des morts, enfin l'indication précise des malades réputés incurables ou incapables de servir, accompagnée d'observations sur leur état actuel.

En outre, le Médecin envoie, à la fin de chaque mois, un rapport détaillé sur l'état de l'hôpital et sur la conduite et la capacité, des Chirurgiens préposés, de l'Econome et des infirmiers attachés à l'hôpital.

B. *Instruction pour les sous-chirurgiens d'hôpitaux.*

§ 122.

Les sous-chirurgiens d'hôpitaux sont sous la direction du Médecin d'hôpital, auquel ils sont adjoints pour l'assister. Ils seront, en conséquence, à ses ordres à tous égards. Lorsque plusieurs sous-chirurgiens sont attachés à un hôpital, le Médecin détermine, pour chacun d'eux, l'ordre à suivre dans la répartition du service.

§ 123.

Aucun sous-chirurgien ne s'éloignera pendant tout un jour du lieu où est situé l'hôpital, sans la permission du Médecin de l'hôpital; pour une absence plus longue, il devra obtenir une permission par écrit du Médecin en chef, à moins que son absence ordonnée par le Médecin de l'hôpital lui-même, ne rentre dans ses fonctions.

§ 124.

Un sous-chirurgien assiste chaque fois à la visite du Médecin et inscrit, sous dictée et d'après le mode reçu, la diète et les ordonnances médicales ou chirurgicales, soit sur le cahier de visite, soit sur les formulaires imprimés suspendus près de chaque lit. Il devra y insérer toutes les notes que le Médecin lui indiquera.

Les inscriptions se feront avec la plus grande régularité et d'une manière lisible. Toute abbréviation n'y sera admise qu'autant qu'elle sera généralement reçue et qu'elle ne pourra donner lieu à aucune ambiguité.

§ 125.

Les sous-chirurgiens doivent pourvoir à ce que les choses nécessaires aux pansemens soient toujours prêtes en suffisante quantité; ils arrangeront et prépareront aussi l'appareil à pansement conformément à l'art et avant l'instant du service. Lorsqu'il y aura plusieurs sous-chirurgiens, l'un d'eux sera spécialement chargé par le Médecin de soigner le magasin des bandages; c'est alors lui qui sera responsable de leur consommation : aussi devra-t-il la justifier par un registre. Chaque mois, il soumettra au Médecin le relevé de ce dernier.

§ 126.

Les sous-chirurgiens font tour-à-tour le service du jour dans l'hôpital ; celui qui sera de garde, ne le quittera pas pendant 24 heures ; s'il n'y a qu'un sous-chirurgien, il logera dans l'hôpital. Le sous-chirurgien du jour se rendra de temps à autre dans les salles, suivra les malades en danger, et se conduira de manière à pouvoir informer le Médecin de tout ce qui se passe dans l'intervalle des visites.

Il veillera à ce que les infirmiers fassent leur devoir, à ce qu'ils prennent soin des malades, qu'ils leur administrent régulièrement et aux heures fixées les médicamens, boissons, etc., et à ce qu'ils ne se permettent jamais de les traiter grossièrement ou de spéculer sur eux. Le sous-chirurgien dénoncera sur-le-champ, au Médecin, les infirmiers qui manqueraient à leur devoir.

Il fera distribuer les médicamens aux malades en sa présence et aussitôt après leur arrivée de la pharmacie. Il donnera en même temps les directions nécessaires sur la manière de s'en servir, et s'assurera par lui-même qu'il n'y a pas eu de transposition dans les noms, ni d'erreur dans les étiquettes.

Le sous-chirurgien assiste de même à la distribution des alimens dans les chambres, et veille à ce qu'elle ait lieu à l'heure fixée. Il examine les alimens que l'on sert, en ayant égard à leur qualité et à leur quantité ; il prend garde à ce que chaque malade ne reçoive ni plus ni moins que la portion prescrite.

§ 127.

Le sous-chirurgien du jour est chargé de tenir exactement et régulièrement le registre de tous les malades qui se trouvent dans l'hôpital. — Ce registre sera mis au net chaque jour; ses inscriptions se feront conformément aux billets d'entrée et de sortie et aux autres pièces visées par le Médecin de l'hôpital. Il sera déposé dans la chambre du Chirurgien de garde, afin que les officiers qui visiteraient l'hôpital puissent le parcourir.

§ 128.

Le Chirurgien du jour (Chirurgien de garde) dressera, aussitôt après l'entrée d'un malade, la feuille qui doit être fixée auprès de son lit. Elle contiendra le nom du malade, son grade, le nom de son corps, le jour de son entrée et le nom de la maladie dont il est affecté. Ce dernier ne sera toutefois inscrit que lorsque le Médecin de l'hôpital l'aura déterminé après un examen suffisant. Cette feuille sera établie soit sur les formulaires imprimés susmentionnés, soit sur un carton, à défaut de formulaires.

C. *Instruction pour les Economes d'hôpitaux.*

Relations de service.

§ 129.

L'Econome est placé sous les ordres du Commissariat des guerres fédéral et du Médecin de l'hôpital.

§ 130.

L'Econome est administrateur de l'hôpital; sous ses soins sont placés le local et son arrangement intérieur, les ustensiles, les effets et le ménage de l'hôpital.

§ 131.

Il maintient l'ordre, la tranquillité, la propreté et les bonnes mœurs dans l'hôpital ; il dénonce au Médecin sans partialité ceux qui agiraient d'une manière opposée.

Il est responsable de l'exact accomplissement des devoirs imposés aux domestiques.

§ 132.

L'Econome assistera à la visite des malades chaque fois que le Médecin le demandera ; il fera droit sur-le-champ à toute plainte fondée relative à la propreté, à la nourriture, etc. Il ne manquera pas

de donner aux officiers qui visiteront l'établissement, tous les renseignemens qu'ils désireront.

§ 133.

L'Econome d'un hôpital est rarement un simple
administrateur de l'établissement, comme l'est toujours celui d'une ambulance ; il est, pour l'ordinaire, en outre, fournisseur pour l'entretien des
malades et des infirmiers. — Les domestiques sont
à ses gages, par conséquent dépendans de lui.

Lorsque les choses sont sur un pied différent, le
Commissariat des guerres fédéral donne aux Economes les directions qui leur deviennent nécessaires.

Dispositions générales.

§ 134.

L'Econome ne recevra aucun malade ou blessé
dans l'hôpital, s'il n'est pourvu d'un billet d'entrée
conforme à l'ordonnance et visé par le Médecin de
l'hôpital, ou d'une permission d'entrée par écrit,
qui remplace ce billet.

§ 135.

A l'arrivée d'un malade à l'hôpital, ses effets seront confrontés avec l'indication qui en est faite sur
le billet d'entrée ; s'il y a quelque différence, le ma-

lade s'expliquera à ce sujet et il en sera fait mention sur le billet.

Tous les effets seront ensuite inscrits sur un livre
destiné à cet usage : l'Econome tiendra ce livre sous
les yeux des officiers de santé et le déposera dans la
chambre des Chirurgiens.

§ 136.

L'Econome ôte au nouveau venu ses armes, ainsi
que les vêtemens, linges et autres effets dont il peut
se passer ; il les étiquette et les dépose, sous sa responsabilité personnelle, dans le magasin destiné à
les recevoir.

Il aura soin de faire laver le linge sale apporté
par les malades, et nettoyer leurs habits, en suivant les directions spéciales que le Médecin d'hôpital pourrait peut-être lui donner sur ce sujet. Il
veille à ce que jamais rien de sale ne reste dans le
magasin des effets ou dans les chambres des malades.

§ 137.

S'il y a lieu de craindre que le nouveau venu ne
soit sale ou plein de vermine, l'Econome le fait soigneusement visiter en sa présence, par un infirmier;
lorsque ces craintes sont fondées, il en avertit le
Médecin et demande ses directions.

§ 138.

L'Econome est chargé de délivrer les effets qu'il avait pris en dépôt ; mais il en agit différemment suivant que l'individu sortant de l'hôpital et auquel ils appartiennent, est *a*) guéri et renvoyé à son corps ; *b*) libéré du service pour retourner dans ses foyers ou évacué sur un autre hôpital ; *c*) décédé ou déserteur. Dans le premier cas, il inscrit tous les effets sur le billet de sortie et les rend au sortant. Dans le second, il inscrit de même les effets sur l'ordre d'évacuation qu'on lui présente ; puis il veille à ce qu'ils soient vérifiés et reçus par le sous-officier chargé d'accompagner le transport. Dans le troisième enfin, après avoir reçu du Médecin de l'hôpital la déclaration écrite de désertion ou l'extrait mortuaire, l'Econome envoie les effets qui lui étaient confiés au Commissariat du Canton auquel le déserteur ou le décédé appartient ; il accompagne ces effets d'un bordereau, qu'il aura soin de relever sur la déclaration susdite, qui reste entre ses mains.

Toute spécification d'effets, que l'Econome note sur un de ces actes, sera certifié par sa signature, ensorte qu'il répondra de toute infidélité.

Salles de malades.

§ 139.

L'Econome, en recevant un malade dans l'hô-

(94)

pital, lui indique sur-le-champ le lit qui lui est destiné, suivant la répartition établie par le Médecin de l'hôpital, d'après le genre des maladies. Il y aura des chambres à part et bien meublées pour les officiers malades entrant à l'hôpital.

§ 140.

L'Econome visite les salles quelques fois par jour ; il veille à ce que les infirmiers ouvrent convenablement les fenêtres, à ce qu'ils purifient l'air suivant que les circonstances l'exigent, à ce que chaque malade soit propre tant sur son corps que sur ses vêtemens et à ce que les lits, les salles, les escaliers, les corridors, etc., soient maintenus propres. En conséquence, il fait ensorte que les malades soient munis des vases nécessaires et qu'ils en fassent usage.

Lorsqu'un militaire meurt à l'hôpital, l'Econome fera enlever le corps, dès que le Médecin aura constaté la mort, et le fera déposer dans une chambre à part, spécialement destinée à cet usage.

§ 141.

L'Econome est chargé de veiller à la conservation du bâtiment, des salles, portes, fenêtres, foyers, etc., de prévenir du mieux qu'il pourra tout dommage volontaire ou résultant de négligence.

Mobilier.

§ 142.

Un accord conclu avec l'Econome spécifiera les objets qu'il devra fournir à ses frais, pour le service de l'hôpital.

Il dressera un inventaire des objets qui lui seront confiés par le Commissariat des guerres fédéral à son entrée en service, et sera tenu de se porter garant de ces objets, ainsi que de tous ceux qui pourraient lui être successivement remis ; il en sera responsable autant que le dommage résulterait de sa négligence ou de son manque de surveillance.

§ 143.

Tout effet dont on ne se servira pas habituellement ou qui sera surnuméraire, sera déposé dans un magasin pour y être à disposition. L'Econome évitera donc qu'il ne se trouve dans l'hôpital des effets éparpillés et sans usage. En général, il aura soin que le mobilier soit convenablement ménagé, dans l'usage journalier.

§ 144.

Il donnera à chaque malade entrant une chemise et des draps propres ; dans la suite, chaque malade recevra, au commencement de la semaine, une chemise propre, et tous les quatorze jours des draps propres, lorsque toutefois les circonstances n'exigeront pas de changement plus fréquent.

La paille des garde-pailles sera maintenue sèche ; on la changera suivant les besoins, et en tout cas dès que le Médecin l'ordonnera.

Lorsqu'un malade meurt, l'Econome fait emporter son lit et en dispose suivant les ordres du Médecin.

Aussi souvent qu'il le faudra, l'Econome remettra aux sous-chirurgiens et à leur usage un nombre d'essuie-mains déterminé par le Médecin ; ils seront livrés en retour de ceux précédemment salis.

Ménage.

§ 145.

L'Econome pourvoit à ce que chaque malade reçoive journellement et à l'heure déterminée les alimens indiqués dans le relevé de diète, suivant la qualité et la quantité qui aura été prescrite. Il est responsable de l'exactitude de ce service. Il veille, en outre, sur la propreté de la cuisine, sur la bonne préparation des alimens et la confection des bouillons prescrits par le Médecin, etc.

§ 146.

Il livre les bains ordonnés par le Médecin, le chauffage des fourneaux, non-seulement en hiver, mais aussi chaque fois que l'âpreté de la saison l'exige; il pourvoit à l'éclairage des chambres et allées, au blanchissage et à la purification de tous les effets de l'hôpital, des habits des malades, des pièces d'appareil, etc.

§ 147.

L'accord conclu entre l'Econome et le Commissariat des guerres fédéral obligera le premier à tenir l'hôpital toujours pourvu de l'approvisionnement nécessaire. — L'Econome d'ailleurs observera soigneusement ce que lui imposera cet accord.

Comptabilité.

§ 148.

L'Econome tient un registre nominal de tous les malades reçus dans l'hôpital : ce registre indique les entrées et les sorties, le nombre des jours de séjour (Supplément N° 5. lettre g.) : il l'expédie, à la fin de chaque mois, au Commissariat des guerres fédéral, accompagné des billets d'entrée, des extraits mortuaires, des déclarations de désertion et de toutes les autres pièces qui justifient son compte d'administration économique.

Le jour d'entrée des malades à l'hôpital est compté comme jour de séjour ; tandis que celui de sortie ne l'est jamais, parce que le sortant doit partir sitôt après le déjeûner.

§ 149.

L'accord conclu avec l'Econome déterminera, d'un côté, les fournitures et les frais *ordinaires* auxquels il devra pourvoir ; de l'autre, ce qu'il faudra mettre au rang des déboursés *extraordinaires*.

L'Econome devra dresser son compte ordinaire d'après les relevés de diète : il recevra du Médecin des bons spéciaux pour toutes les fournitures extraordinaires. — Parmi ces dernières, il faut ranger spécialement les frais de cercueils, et toutes les autres dépenses relatives aux ensevelissemens, autorisées par le Médecin.

§ 150.

. L'Econome paie, à teneur des feuilles de route délivrées par le Médecin, les indemnités de route réglementaires dues aux sous-officiers et soldats qui partent isolément de l'hôpital. Il porte ces indemnités sur un bordereau qu'il clôt chaque mois.

§ 151.

Tous les comptes de l'Econome doivent être soumis préalablement au Médecin, puis visés par celui-là et expédiés à la fin de chaque mois en passation et liquidation, au Commissariat des guerres fédéral.

D. *Service des infirmiers dans les hôpitaux militaires.*

§ 152,

Les infirmiers sont tenus d'obéir scrupuleusement au Médecin de l'hôpital et à l'Econome.

Ils s'acquittent avec soin de tout travail relatif aux malades ou au maintien de la propreté, que les Chirurgiens leur imposent. Le Médecin les punit chaque fois qu'ils se laissent aller à la négligence, à la désobéissance, ou qu'ils reçoivent des présens des malades. — Lors de fautes graves, ils seront renvoyés devant un tribunal militaire.

§ 153.

L'infirmier examine chaque malade qui lui est confié dès qu'il entre à l'hôpital, et s'assure s'il est propre ; il le lave et le baigne s'il le faut, suivant l'ordonnance du Médecin. Il a soin de faire peigner et laver les malades chaque jour, et s'ils ne le peuvent, de leur rendre lui-même ce service.

§ 154.

L'infirmier soignera de son mieux les malades qui lui seront confiés, avec patience et assiduité, sans partialité et sans préférence ; il leur donnera consciencieusement leurs alimens , leurs boissons et leurs médicamens ; il suivra ponctuellement à cet égard les directions qu'il aura reçues. Il n'ira sous aucun prétexte chercher pour les malades des alimens ou des boissons , alors même que leur usage paraîtrait sans inconvénient, et encore moins si elles leur étaient nuisibles ou ne leur convenaient pas. Il ne devra prendre pour lui ou pour d'autres quoique ce soit des alimens qui n'auront point été consommés par les malades.

§ 155.

L'infirmier changera les draps de lit sales contre des propres ; il remplacera la paille humide des lits par de la paille sèche et fraîche. Il secouera et fera les lits au moins une fois par jour ; il maintiendra les salles des malades toujours propres , et y tiendra continuellement de l'eau fraîche et des essuie-mains.

Les crachoirs, chaises percées et pots de chambre seront vidés et lavés fréquemment. Les malades qui en ont la force et que leur maladie ne retient point dans les salles , seront obligés de se servir des lieux d'aisance établis hors des chambres de malades.

Les fenêtres seront ouvertes plusieurs fois le jour, pendant un temps plus ou moins long , suivant la saison ou la température , ou d'après les directions du Médecin d'hôpital , afin de renouveler l'air de temps en temps dans les salles et dans les corridors.

Les infirmiers informeront le Médecin de l'hôpital et l'Econome de tout ce qui se passera dans les
salles ; ils dénonceront les malades dont la conduite
serait contraire à l'ordre et à la moralité.

§ 156.

Dès qu'il y aura plus d'un infirmier placé dans
un hôpital, l'un d'eux sera préposé sur les autres.

L'infirmier-major est particulièrement chargé,
d'un côté, de la surveillance générale de l'hôpital
pour ce qui concerne la propreté et l'ordre ; de
l'autre, de l'inspection spéciale des autres infirmiers
relativement à l'accomplissement de leur devoir.

§ 157.

L'infirmier-major accompagne toujours le Médecin lors de la visite des malades, ainsi que les Officiers qui viennent inspecter l'hôpital, tant pour
leur donner des éclaircissemens, que pour recevoir
les directions et les ordres nécessaires. A la visite
du matin, il note avec soin la diète, présente les
relevés de diète au Médecin pour les viser, puis les
porte à l'Econome. Il assiste régulièrement à la répartition des alimens dans la cuisine.

L'infirmier-major est présent à la réception des
malades dans l'Hôpital et accompagne les nouveaux
venus dans la chambre qui leur est assignée.

§ 158.

En outre, l'infirmier-major est aide de l'Econome pour tout ce qui regarde le service de l'hôpital, tel que relevé des divers inventaires, conservation et remise des effets, etc.; mais aucunement
pour ce qui concerne l'intérêt particulier de l'Econome en sa qualité de fournisseur.

§ 159.

Chaque infirmier est, dans la règle, chargé spécialement des soins d'une ou de plusieurs salles de
malades, d'après l'ordre établi par le Médecin.
Chaque nuit, un ou plusieurs infirmiers (suivant les
ordres du Médecin) veilleront dans l'hôpital; ils exa-
mineront de temps en temps chaque chambre, soigneront particulièrement les malades en danger qui
leur auront été désignés et leur porteront les secours nécessaires.

§ 160.

L'ordre du service de nuit, qui doit se faire à
tour, sera déterminé par le Médecin de l'hôpital :
dans aucun cas, les infirmiers ne se permettront
d'intervertir cet ordre ou de se remettre entr'eux
leur service, sans la permission du Médecin.

Les infirmiers ne quitteront pas l'hôpital, même
de jour, sans la permission du Chirurgien de garde;

ils se tiendront toujours dans les salles confiées à
leurs soins, à moins qu'ils ne soient occupés autre
part pour le service des malades.

E. *Service des cuisiniers dans les hôpitaux militaires.*

§ 161.

Les cuisiniers vaqueront à leurs occupations avec
ordre, fidélité et une grande propreté. Ils doivent
se trouver chaque matin dans la cuisine, à l'heure
désignée pour les infirmiers, afin de pouvoir tout
placer à temps sur le feu; ils devront se lever la nuit
pour préparer des bouillons ou des alimens, lorsque le Médecin d'hôpital l'exigera.

§ 162.

Ils prépareront convenablement et apprêteront
les alimens, d'après le règlement diététique ou en
suivant les ordres particuliers du Médecin de l'hôpital; ils laveront proprement la viande, l'écume-
ront bien et la cuiront suffisamment. Jamais ils ne
laisseront refroidir des alimens dans des vases de
cuivre, quel que bien étamés qu'ils puissent être.
Ils nettoieront avec soin les ustensiles chaque fois
qu'ils en auront fait usage, ainsi que les couverts
de chaque malade.

§ 163.

Les cuisiniers ne s'éloigneront jamais de l'hôpital, à moins que quelqu'un ne les remplace à la cuisine et ne fasse leur ouvrage. Ils auront toujours de l'eau chaude en provision : jamais ils n'emporteront la clef de la cuisine, afin que les infirmiers puissent avoir à chaque instant et sans retard l'eau et le feu qui seraient nécessaires.

§ 164.

Ils ne permettront pas aux infirmiers, plantons, etc., de s'arrêter dans la cuisine, si ce n'est pour leur service ; ils ne souffriront surtout pas qu'aucun malade y mette les pieds.

§ 165.

Il est défendu aux cuisiniers, sous peine d'être congédiés sur-le-champ, de préparer pour les malades du café ou d'autres alimens et boissons que le Médecin n'aurait point ordonnées, et surtout d'en vendre pour leur compte.

F. *Ordre du jour et règlement diététique pour les hôpitaux militaires.*

§ 166.

Tous les matins à cinq heures, l'hiver à six, les

infirmiers se trouveront réunis dans l'hôpital pour commencer leur service journalier et vaquer aux soins généraux de propreté. — Une heure après, les malades déjeûneront. — Après le déjeûner, on fera les lits des malades qui peuvent les quitter ; on nettoiera et mettra en ordre les chambres et les corridors.

§ 167.

Dans la règle, la visite du matin et les pansemens auront lieu en été à sept heures et en hiver à huit, à moins que le Médecin d'hôpital n'ait expressément annoncé le contraire ; les aides et les personnes qui y sont appelées s'y trouveront ponctuellement.

§ 168.

A onze heures avant midi et à six heures du soir, on distribuera aux malades leur repas.

§ 169.

Une heure après le souper, les malades seront tous au lit : après huit heures en hiver et neuf heures en été, il n'y aura plus de lumières allumées dans les chambres des malades, excepté les lampes de nuit ; dès ce moment aussi, on observera, autant que possible, la tranquillité et le silence le plus complet.

§ 170.

A la visite du matin, le Médecin d'hôpital sera accompagné par le sous-chirurgien, et s'il y en a plusieurs, par celui de garde, ainsi que par le planton et par l'infirmier-major. Lorsqu'un pharmacien est spécialement attaché à l'hôpital, il assiste aussi à la visite.

§ 171.

Lors de la visite, le Médecin ordonne les médicamens et détermine à haute voix, pour chaque malade, la diète à laquelle il sera assujetti pendant la journée.

A chaque visite, l'infirmier notera sur le relevé, et lit par lit, la diète prescrite, en indiquant les numéros. Ce relevé revu par le Médecin et certifié par sa signature, est envoyé à l'Econome, afin de lui servir de règle pour l'alimentation des malades pendant le même jour.

§ 172.

Toutes les prescriptions de médicamens seront portées sur un livre, qui après avoir été signé par le Médecin, sera remis à la pharmacie, pour qu'elle ait à préparer les remèdes sur-le-champ. Les étiquettes des médicamens seront écrites lisiblement et avec exactitude, munies du numéro de la chambre et du lit, ainsi que du nom de famille du malade ; il y sera fait mention de la quantité des doses et de leur répartition.

Le livre des recettes sera rapporté chaque fois à l'hôpital avec les remèdes ; il se clôra chaque mois et sera joint au compte du pharmacien à titre de spécification de ses exigeances.

§ 173.

Au dessus du lit de chaque malade sera suspendue une carte indiquant le nom, le lieu d'origine, le grade et le Corps du malade, ainsi que le jour de son entrée.

§ 174.

La distribution des alimens a lieu chaque jour de telle manière, que la chambre qui hier fut servie la première, le sera la dernière aujourd'hui, et ainsi successivement de chambre en chambre. — Les infirmiers sont nourris à l'hôpital ; ils ne reçoivent leur portion que lorsque les malades ont mangé et que tous les ustensiles et couverts ont été rapportés dans la cuisine.

§ 175.

Le Médecin prescrit la portion d'alimens qui doit

être distribuée dans le jour, à chaque malade, suivant ses besoins et en se dirigeant d'après les quatre rations suivantes.

1. Diéte sévère.

Un bouillon passé, le matin, à midi et le soir, plus souvent même si le Médecin le juge convenable: demi-livre de pain sec. — Ce dernier article peut être retranché sur l'ordre du Médecin.

2. Diète.

Une soupe le matin, à midi et le soir : demi-livre de pain sec pour le jour.

3. Demi–portion.

Soupe le matin, soupe et légumes à midi ; soupe et légumes ou bien bouillie ou fruits cuits, le soir: trois-quarts de livre de pain sec pour le jour.

4. Portion.

Soupe le matin ; soupe, légumes et demi livre de viande à midi ; soupe, légumes ou bien bouillie ou fruits cuits le soir ; trois-quarts de livre de pain sec pour le jour.

Sous l'expression de *pain sec*, il faut comprendre celui que le malade reçoit outre le pain de la soupe et des autres alimens ; car le pain, le riz, l'orge et les autres ingrédiens de la soupe, sont livrés à la cuisine par l'Econome.

La boisson ordinaire des malades est l'eau pure; le Médecin, du reste, ordonne les tisanes, etc., nécessaires aux malades.

Si le Médecin d'hôpital le juge convenable, il peut ajouter, à titre de supplément, aux quatre rations précédentes :

> Des œufs à la coque,
> Du fruit cuit,
> Du lait,
> Du veau rôti,
> Du bon vin vieux.

La quantité et la qualité de ces supplémens sera indiquée spécialement à chaque fois.

§ 176.

La ration des infirmiers, tant qu'ils remplissent leur service, se compose de la portion n° 4, avec un supplément d'un quart de pot (chopine) de vin, deux fois par jour. Ceux qui veillent reçoivent une troisième chopine de vin.

Lorsque le service est pénible ou lorsque le Médecin d'hôpital le juge nécessaire pour d'autres causes, chaque infirmier reçoit, en outre, par jour, un seizième de pot de bonne eau-de-vie.

Tout sera pesé au poids de marc (la livre de seize onces) et mesuré au pot de Berne.

G. *Consigne générale pour les portiers, plantons et gardes des hôpitaux militaires fédéraux.*

§ 177.

L'hôpital est ouvert chaque matin à 5 heures, en hiver à 6 ; le soir il est fermé à 8 heures en été, et à 7 heures en hiver : personne ne peut, après que la porte est fermée, y entrer ou en sortir, sans une circonstance extraordinaire.

§ 178.

Pendant le jour, personne ne peut entrer dans l'hôpital sans une permission par écrit du Médecin de l'hôpital, excepté les Médecins, les Chirurgiens et les infirmiers attachés à l'hôpital, l'Econome et ses domestiques, ainsi que les officiers en uniforme.

§ 179.

Aucun malade ni blessé ne peut sortir de l'hôpital sans la permission du Médecin d'hôpital.

§ 180.

Le planton (qui doit toujours être un sous-officier) assistera à toutes les visites de malades du Médecin d'hôpital. Il sera toujours présent à la répartition des vivres dans la cuisine et fera son rapport, s'il observait quelque irrégularité. Il aura sans cesse l'œil sur les salles de malades , les corridors et les cours de l'hôpital , afin de maintenir partout le bon ordre.

§ 181.

Il est défendu à tout malade d'entrer dans la cuisine ou dans les magasins, de fumer dans les salles , de jouer aux cartes ou aux dez et de troubler le repos d'autrui par des chants ou par du bruit.

§ 182.

Le planton tient fermée , sous sa responsabilité , la chambre d'arrêt où sont renfermés les malades que le Médecin de l'hôpital y envoie.

§ 183.

La garde doit suivre les ordres du Médecin d'hôpital pour tout ce qui concerne la police et l'ordre de l'hôpital.

Dans le cas où l'Econome ou les Chirurgiens requéraient l'assistance de la garde , pour cause d'insubordination des malades , elle sera tenue de prêter secours.

§ 184.

La garde veillera , autant que possible , à entretenir la propreté sur les places et rues attenantes à l'hôpital ; elle cherchera à éloigner tout ce qui y serait contraire ; elle engagera les domestiques et autres personnes à se nettoyer les pieds avant d'entrer dans l'hôpital.

H. *Directions pour les évacuations des ambulances et des hôpitaux militaires.*

§ 185.

Lorsqu'une ambulance avance, elle envoie en arrière tous les blessés que l'on peut transporter ; lors, au contraire, qu'elle doit reculer, elle prend avec elle sur les chars à sa disposition, autant que possible, tous ceux qu'elle peut recevoir. Dans l'un et l'autre cas, ceux qui ne peuvent être transportés, seront fournis du nécessaire et par conséquent aussi assistés chirurgicalement.

§ 186.

Les blessés ne demeureront pas plus de temps à l'ambulance qu'il ne leur en faut pour pouvoir être transportés sur les derrières : autant donc que faire se pourra, ceux qui seront arrivés aujourd'hui partiront demain. Celui qui, sans danger de vie ou sans de graves inconvéniens, ne saurait être transporté, reste à l'ambulance jusqu'à-ce que son transport soit praticable.

§ 187.

Si l'armée, dans ses mouvemens, se trouvait tellement éloignée des hôpitaux stationnaires, que les sections d'ambulance séparées et distribuées l'une après l'autre sur une ligne, ne pussent pas suffire, le Chirurgien principal de division disposerait, à des intervalles convenables, des lieux propres à mettre les transports provisoirement à couvert.

§ 188.

Lorsqu'une évacuation doit avoir lieu, un Chirurgien de première classe désigne, le soir auparavant, les individus qui doivent être transportés ; ceux-ci, dès le lendemain de bon matin, seront pansés, alimentés et ensuite soigneusement déposés sur les chars.

Les blessés qui le peuvent faire sans inconvénient, accompagneront les chars à pied, lorsqu'il ne resterait pas de place pour les recevoir.

§ 189.

On remet aux évacués les médicamens qui leur sont nécessaires pour la route ; on pourvoit de même à ce qu'ils reçoivent les alimens et les boissons qui pourraient les soulager chemin faisant ; lorsque les distances l'exigeront, on prêtera le né-

8

cessaire à ceux qui ne seront pas suffisamment vêtus.

§ 190.

Lorsque dans un transport, il se trouve des malades ou des blessés qui exigent des soins soutenus, un Chirurgien, muni des remèdes nécessaires, sera chargé de les accompagner. Dans tous les cas, un sous-officier et un infirmier accompagneront le transport, pour y maintenir la police, soigner les malades et leur procurer les rafraîchissemens nécessaires.

Le Chirurgien directeur de l'ambulance doit s'adresser, à chaque évacuation, au plus prochain Commandant de troupes, afin qu'il place auprès du transport un sous-officier intelligent et fidèle. Le Chirurgien directeur donne à ce dernier la consigne nécessaire.

§ 191.

Le sous-officier devra suivre les ordres du Chirurgien qui accompagnera le transport et lui prêter assistance. En tous cas, le sous-officier contiendra sévèrement les hommes confiés à sa garde et veillera à ce qu'aucun malade ne s'écarte de la route, ne reste en arrière ou ne s'arrête quelque part. — Au gîte, il maintiendra l'ordre et empêchera que personne ne quitte le local désigné.

§ 192.

On remettra au sous-officier qui accompagne le convoi les billets d'évacuation (supplément N°. 5, lettre d.). Ces billets, expédiés à double, indiqueront avec exactitude le nom, le lieu d'origine, le grade, le corps, etc., de chaque individu évacué. L'Econome, ou son remplaçant, devra y spécifier tous les effets qui appartiennent à chacun des évacués, ainsi que tout ce qui pourrait être éventuellement prêté par l'ambulance. Lorsque le transport est arrivé au lieu de sa destination, le sous-officier remet l'un des billets d'évacuation qui sert de billet d'entrée, et se fait donner au pied de l'autre un récépissé du transport livré : il rapporte à l'ambulance, dont il était parti, ce dernier billet, ainsi que les effets éventuellement prêtés.

§ 193.

Le départ d'un transport et sa force approximative doivent être annoncés dans le lieu pour lequel ce transport est destiné, par un exprès, si possible un jour à l'avance, ou du moins le même jour de bon matin, afin qu'on puisse y préparer les vivres et les lits nécessaires.

§ 194.

Il y aura toujours à disposition une quantité

suffisante de chars destinés aux évacuations ; il est fort avantageux de pouvoir employer toujours les mêmes chars, qui alors peuvent être disposés *adhoc*. Les Chirurgiens sont chargés d'arranger les chars de la manière la plus convenable et de veiller à ce que trop de blessés ne soient pas entassés sur un même char. Il y aura toujours sur le char une bonne quantité de paille et si possible des planches pour le garnir. Lorsqu'on transporte des malades grièvement blessés, il convient de tendre au-dessus d'eux une toile sur des cercles, afin de les préserver du soleil ou de la pluie.—Les jambes fracturées seront suspendues sur des balançoires.

§ 195.

Les hôpitaux stationnaires feront les préparatifs nécessaires pour bien recevoir les transports et renvoyer promptement les chars ou les bateaux arrivés, ainsi que les infirmiers et le sous-officier qui les ont accompagnés.

§ 196.

Souvent il arrive que les malades d'un hôpital stationnaire doivent être évacués sur un autre hôpital (ce qui ne peut avoir lieu que sur un ordre spécial du Commissariat des guerres fédéral) ; en pareil cas, on observera les mêmes formes et on usera des mêmes précautions que pour les évacuations d'ambulance.

§ 197.

Lorsque la nature des circonstances, l'éloignement du lieu de destination et le genre des maladies ne s'y opposent pas, le transport peut être simplement pourvu d'une feuille de route. Dans ce cas, chaque homme reçoit l'indemnité de route accordée par le règlement.

Le Médecin d'hôpital notera sur le billet d'évacuation, par le moyen duquel la sortie d'un hôpital peut seulement avoir lieu et être suivie de la rentrée dans un autre, depuis quand le malade a été soigné dans l'hôpital et pendant combien de temps il a peut-être déjà été traité antérieurement dans d'autres.

Le Conseil d'Etat ordonne l'impression et la vente du présent Règlement, pour être exécuté dans tout son contenu.

Lausanne, le 3 Janvier 1834.

Le Président du Conseil d'Etat,

BOURGEOIS.

Le Chancelier,

GAY.

OBSERVATIONS.

1° Nous recommandons expressément à tous les Médecins et Chirurgiens, employés dans quelqu'une des branches du service de santé militaire fédéral, de se procurer les divers règlemens qui sont en vigueur, afin qu'ils puissent acquérir une connaissance exacte de l'ensemble du service militaire fédéral, tant sous le rapport de son organisation, que sous celui de ses connexions intérieures. — Tous les officiers de santé d'un ordre supérieur et tous ceux placés à la tête d'une comptabilité quelconque, doivent surtout connaître le règlement pour l'administration fédérale de la guerre et celui sur la comptabilité, règlemens qui leur sont indispensables.

2° Les éclaircissemens suivans paraissent nécessaires pour prévenir des erreurs et des méprises :

La dénomination de *Commissaire des guerres en chef* s'applique uniquement à la personne de ce fonctionnaire; celle, au contraire, de *Commissariat des guerres fédéral*, désigne tantôt l'administration des guerres en général, tantôt la personne chargée de quelqu'une des branches spéciales de cette administration ; ainsi, dans le cas présent, elle indique celle placée à la tête du service de santé. Cette personne est le *Médecin en chef*, lorsque à teneur du règlement il est mis en activité de service ; — dans le cas contraire, c'est un autre employé du Commissariat des guerres désigné pour cet effet. — Dans le cas où le Médecin en chef n'est point en activité de service, les Chirurgiens de corps appelés à servir n'en sont pas moins tenus de remplir les obligations que leur impose à son égard le § 31 de la 1re partie de ce règlement.

Supplément N°. 1.

Etat du personnel pour le service des hôpitaux militaires stationnaires et des ambulances, et sa répartition par Canton.

| CANTONS. | CHIRURGIENS. | | | INFIRMIERS. |
	1re Classe. Grade de Capitaine.	2me Classe. Grade de 1er Lieutenant.	3me Classe. Grade de 1er Sous-Lieutenant.	Sergens.
Zurich, ...	2	2	3	8
Berne, ...	2	2	2	10
Lucerne, ...	1	2	2	6
Uri, ...	—	1	1	1
Schwytz, ...	—	1	1	2
Underwald, ...	—	—	1	1
Glaris, ...	1	1	1	2
Zug, ...	—	1	—	1
Fribourg, ...	1	1	1	4
Soleure, ...	—	—	1	4
Bale, ...	1	2	1	6
Schaffhouse, ...	—	—	1	2
Appen- { Rhodes extér. .	—	1	—	1
zell. { Rhodes intér. .	—	—	1	1
St. Gall, ...	1	4	2	6
Grisons, ...	—	3	1	3
Argovie, ...	3	2	3	6
Thurgovie, ...	1	2	1	3
Tessin, ...	—	2	1	3
Vaud, ...	1	—	—	6
Vallais, ...	1	2	2	2
Neuchatel, ...	1	—	1	2
Genève, ...	1	1	3	4
Total,	18	30	30	84

Outre le personnel ci-dessus, les Cantons placent, suivant le règlement militaire fédéral, auprès de chaque bataillon, un Chirurgien de bataillon et deux Sous-Chirurgiens, et auprès de chaque
compagnie d'artillerie un Chirurgien d'artillerie.

Supplément N°. 2.

Etat de la solde des Officiers de santé et des Employés sanitaires fédéraux.

CHÁRGE.	GRADE assimilé de service.	SOLDE.			Rations de bouche.	Rations de fourrage.
		Francs.	Batz.	Rapp.		
Médecin en chef	Lieutenant-Colonel	10	–	–	3	3
Chirurgien principal de division	Major	7	–	–	2	2
Chirurgien de 1re classe	Capitaine	3	5	–	2	1
(*Chirurgien de bataillon*)						
Chirurgien de 2e classe	Premier Lieutenant	3	–	–	1	–
(*Chirurgien d'artillerie*)						
Chirurgien de 3e classe	1er Sous-Lieutenant	2	5	–	1	–
(*Sous-Chirurgien de bataillon*)						
L'Econome n'étant pas nommé d'avance, ses appointemens ne sont point déterminés.						
Infirmier de 1re classe	Sergent-Major . .	1	–	–	1	–
Infirmier de 2e classe	Sergent	–	6	–	1	–

Nota. Le Chirurgien d'artilllerie reçoit une ration de fourrage lorsqu'il est attaché à une batterie attelée.

Supplément N°. 3.

Equipement matériel des corps, dans la partie du service sanitaire.

I. MÉDICAMENS ET INSTRUMENS POUR LA PHARMACIE. a) MÉDICAMENS.	CAISSES DE BATAILLON.				CAISSES POUR L'ARTILLERIE.	
	Grande.		Chacune des deux petites.			
	liv.	onc.	liv.	onc.	liv.	onc.
1. Acetum lithargyrii	2	–	–	8	1	–
2. Alumen crudum pulv. . . .	–	4	–	–	–	1
3. Camphora pulv.	–	6	–	2	–	3
4. Ceratum simplex	1	–	–	4	–	8
5. Cremor tartari pulv.	2	–	–	4	–	8
6. Emplastrum adhæsivum .	1	–	–	4	–	8
7. « « « diachylon comp.	1	–	–	–	–	4
8. « « « matris.	1	–	–	1	–	4
9. « « « vesicatorium .	–	6	–	1	–	2
10. Essentia absynthii	1	–	–	2	–	3
11. Flores arnicæ	1	–	–	3	–	4
12. « « chamomillæ vulg. .	1	–	–	4	–	8
13. « « sambuci	1	–	–	4	–	8
14. « « sulfuris abluti . . .	–	6	–	–	–	3
15. Gummi arabicum pulv. . . .	1	6	–	3	–	6
16. Herba altheæ	–	8	–	–	–	4
17. Lapis infernalis	2 gros		–	–	1 gros	
18. Laudanum liq. Syden. vel Tinctura thebaïca	–	3	–	1	–	1.
19. Liquor anod. min. Hoffm.	1	–	–	3	–	4
20. Liquor cornu cervi succ. .	–	3	–	1	–	1
21. Magnesia alba pulv. . . .	–	8	–	–	–	2
22. Mercurius dulcis	–	2	–	–	–	1
23. Nitrum depuratum pulv. .	2	–	–	6	1	–
24. Oleum olivarum	1	–	–	–	–	8
25. Pulvis Doveri (10 grains contenant un grain d'ipecacuanha et un d'opium).	–	3	20 dos. de 10 grains.		24 dos.	
26. Radix jalappæ pulv. . . .	–	8	24 dos. de ½ drachme.		30 dos.	

Supplément N°. 3.

a) MÉDICAMENS.	CAISSES DE BATAILLON.				CAISSES POUR L'ARTILLERIE.	
	Grande.		Chacune des deux petites.			
	liv.	onc.	liv.	onc.	liv.	onc.
27. Radix ipecacuanhæ pulv. .	–	2	–	–	–	½
28. « « rhei pulv.	–	6	24 dos. de ½ dr.		–	2
29. Saccharum lactis pulv. , .	2	–	–	–	–	8
30. Sal ammoniac. depur. pulv.	2	–	–	6	1	–
31. Sal mirabile Glauberi pulv.	3	–	12 dos. de 1 ½ onc.		20 dos.	
32. Semen lini pulv.	2	–	–	–	1	–
33. « « sinapis pulv. (¹) . .	1	–	–	–	–	8
34. Species pectorales	2	–	–	–	–	6
35. Spiritus salis ammon. caust.	–	6	–	2	–	3
36. « « vini rectif. (30 beck)	2	–	–	8	1	–
37. Spiritus vitrioli	–	8	–	–	–	2
38. Succus liquiritiæ pulv. . .	–	8	–	2	–	3
39. Sulfur aurat. antimon. . .	–	1	–	–	–	½
40. Tartarus emeticus pulv. .	–	3	20 dos. de 5 gr.		24 dos. av. sucre	
41. Unguentum digestivum. .	–	6	–	–	–	3
42. « « « « mercuriale .	–	8	–	–	–	2

(¹) Cet article et le précédent seront renfermés dans des vessies de bœuf et emballés dans un sac de toile.

Supplément N°. 3.

b) INSTRUMENS DE PHARMACIE.	CAISSES DE BATAIL-LON.		CAISSES D'ARTIL-LERIE.
	Grande.	Chacune des deux petites.	
	Pièces.	Pièces.	Pièces.
1. Mortiers de serpentine à bec, de 4 et 2 pouces de haut	2	1	1
2. Mesures d'étain	1	1	1
3. Balances de corne, de grandeurs différentes	2	1	2
4. Poids médicinaux depuis un grain à une once . .	1 boîte	1 boîte	1 boîte
5. Entonnoirs de fer-blanc .	1	1	1
6. Cuillères d'os, de diverses grandeurs	3	1	2
7. Gobelets de fer-blanc . .	2	1	1
8. Bouteilles vides de demi à six onces, munies de bouchons	30	12	12
9. Pots à onguent, de moyenne grandeur	6	3	3

10. Quelques mains de papier à écrire, de papier gris et de papier d'emballage ; avec de l'encre et des plumes, de la ficelle et quelques vessies de veau sèches.

Les médicamens fluides et volatils seront contenus dans des fioles bouchées avec du liége ; les onguens dans des pots bien vernissés et forts ; les sels et poudres dans des boîtes garnies de papier ; les autres médicamens secs seront renfermés dans des sacs de coutil. — Les emplâtres se conservent le mieux enveloppés dans du papier ciré.

Les bouteilles, pots et boîtes seront marqués, suivant leur contenu, sur une de leurs faces : visible alors même qu'ils seront en place dans la caisse.

Supplément N° 3.

II. BANDAGES ET USTENSILES DE CHIRURGIE.	CAISSES DE BATAILLON.		CAISSES D'ARTILLERIE.
	Grande.	Chacune des deux petites.	
1. Bandes circulaires de 6 à 10 pieds de long et de différentes largeurs . pièces	40	15	20
2. Compresses de diverses grandeurs . . . pièces	60	24	36
3. Toile pour couper en bandages (demi aune) braches,	20	5	10
4. Charpie (¹) . . . . . . liv.	6	1	2
5. Attelles de cerisier (que l'on coupe à volonté pour les appareils de fractures) de 3 à 4 pieds de long, sur 3 à 4 pouces de large . pièces	20	6	10
6. Ruban de fil . . . braches	40	20	20
7. Bandages herniaires simples et élastiques . pièces	4	–	2
8. Amadou raclé . . . onces	3	1	2
9. Soie de deux couleurs différentes . . petits pelotons	2	2	2
10. Fil écru . . . . . peloton	1	1	1
11. Eponges . . . . onces	5	2	3

(¹) La charpie ne doit pas servir à emballer.

Supplément N°. 3.

BANDAGES et USTENSILES DE CHIRURGIE.	CAISSES DE BATAIL- LON.		CAISSES D'ARTIL- LERIE.
	Grande.	Chacune des deux petites.	
12. Cire pour les fils à ligature ; épingles et aiguilles.			
13. Seringue à lavement, en étain . . . . pièce	1	1	1
14. Seringue à injection, en étain . . . . pièce	1	1	1
15. Tourniquets de campagne, bien construits . pièces	6	3	3
16. Bassin à pansement, de fer-blanc . . . . pièce	1	1	1
17. Tabliers en coutil noir pour opérations . . . pièces	2	1	1

Supplément N°. 3.

III. INSTRUMENS DE CHIRURGIE.

a) ÉQUIPEMENT LIVRÉ PAR LES CANTONS.

(Voyez l'énumération qui en est déjà faite, première partie, §§ 16 et 17).

b) ÉQUIPEMENT PERSONNEL DE CHAQUE CHIRURGIEN MILITAIRE.

La trousse que chaque Chirurgien doit toujours porter avec lui et se procurer à ses frais, doit, à teneur du § 13, première partie, contenir au moins les articles suivans en bon état :

1. Un petit rasoir.
2. Une pincette (la meilleure est celle de Weidmann, armée d'un valet-à-patin).
3. Trois bistouris, dont un boutonné.
4. Deux sondes en argent, dont une à œil.
5. Une sonde canelée en argent.
6. Une forte pince à pansement.
7. Quelques aiguilles courbes.
8. Une paire de ciseaux.
9. Une spatule.
10. Un étui pour la pierre infernale.

En outre, chaque Chirurgien sera pourvu des instrumens nécéssaires pour saigner et pour extraire les dents

IV. ÉQUIPEMENT DES FRATERS.

a) BOULGUES.

Chaque boulgue de frater doit contenir :

1. Une petite bouteille contenant deux onces de gouttes d'Hoffmann.
2. Un morceau d'emplâtre adhésif étendu.
3. Six bandes circulaires de 4 à 8 pieds de long.
4. Six demi aunes ou braches de vieux linge, partie entier, partie divisé en compresses.
5. Un quart de livre de charpie.
6. Un tourniquet de campagne.
7. Une éponge.
8. Des épingles et des fils à ligature.
9. Deux rasoirs.
10. Un bassin à barbe, de fer-blanc.
11. Un morceau de savon.

La meilleure construction de ces boulgues paraît être celle d'une poche de cuir en forme de giberne, ou bien d'une boîte de fer-blanc, recouverte de cuir et suspendue aux épaules par une courroie. Pour la cavalerie, la meilleure forme est celle d'un petit portemanteau, que l'on boucle en-devant, sur le pommeau de la selle ; il serait garni de courroies pour le suspendre comme une gibecière.

b) BIDONS.

Les bidons sont de fer-blanc ; leur couvercle détaché sert de gobelet ; ils contiennent de un à un pot et

Supplément N°. 3.

demi ; ils sont voûtés en arrière, plats ou légèment
concaves en-devant et suspendus à une courroie.

c) BRANCARDS.

Les brancards sont faits de fort coutil ; ils ont en-
viron deux pieds et demi de large, sur six de long ; les
deux longs côtés sont formés en gaîne pour y insinuer
deux longs bâtons d'un bois fort et tenace ; ces derniers
sont tenus écartés l'un de l'autre par des traverses mobiles qui laissent au moins un pied et demi du bâton
saillant, pour porter le brancard. Les traverses seront fixées à la toile du brancard de manière à ne pas
s'égarer facilement.

OBSERVATION.

Il y a quelque temps que les Cantons ont dû recevoir une feuille lithographiée destinée à indiquer la
construction qui paraît la meilleure pour les grandes
caisses de pharmacie, ainsi que les explications nécessaires. Espérant que l'expérience fournira de plus am-
ples lumières, on n'a rien statué de positif sur ce sujet ;
aussi le Médecin en chef se réserve-t-il d'adresser, en
son temps, à la Commission d'inspection militaire fédérale, les propositions qu'il croira convenables à cet
égard.

Supplément N°. 4.

Equipement matériel des hôpitaux mobiles ou ambulances.

Un hôpital militaire mobile au complet ou division d'ambulance, se compose de trois sections d'ambulance. Chacune de ces sections est équipée de manière à pouvoir être séparée des autres, pour former à elle seule un tout indépendant.

En conséquence, chaque section d'ambulance contient en fait d'instrumens de chirurgie, de bandages, de médicamens et choses nécessaires à la pharmacie, de linge et ustensiles de diverses espèces, et enfin de moyens de transport, les objets suivans :

a) INSTRUMENS DE CHIRURGIE.

1. Un appareil pour amputation suffisamment garni et bien monté, renfermé dans un étui.
2. Un étui contenant : ou bien un appareil complet pour trépaner, ou bien une tréphine avec deux couronnes de grandeurs différentes et ses accessoires. — (Des trois sections d'une division d'ambulance, l'une d'entr'elles, au moins, reçoit un appareil complet de trépanation).
3. Tire-balles, dont un au moins de Percy, pièces 3
4. Trois-quart . . . . «   1
5. Catheters en argent . . . . «   2
6.   «   «   en gomme élastique . . . . . . «   4
7. Crochets pour artères . . . . «   3
8. Aiguilles de Chirurgien diverses. . . . «   6
9. Tourniquets à vis . . . . «   5
10.   «   «   «   de campagne, divers . . « 15
11. Seringues à injection . . . . «   4
12.   «   «   à clystères . . . . «   2
13. Pierre à aiguiser et cuir à repasser . . «   1

Supplément N°. 4

---

b) BANDAGES.

1. Bandes roulées de longueurs et largeurs dif-férentes, dont quelques-unes de flanelle et de coton . . . . pièces 400
2. Compresses de diverses grandeurs,   «   400
3. Appareils complets pour fractures, à chefs séparés . . . . pièces   9
4. Appareils suspenseurs pour fractures, bien construits . . . . pièces   3
5. Longues attelles, pour couper suivant le besoin . . . . pièces   20
6. Ruban de fil . . . . (demi aune) braches 120
7. Suspensoirs . . . . pièces   10
8. Bandages en T . . . .   «   10
9. Charpie . . . . livres   20
10. Toile de lin, toile de coton et flanelle en proportion convenable, pour préparer des bandages au besoin . . . . braches 100
11. Bandages herniaires élastiques . . pièces   4
12. Amadou raclé . . . . onces   9
13. Soie de deux couleurs différentes . pelotons   2
14. Cire pour préparer les fils à ligature . onces   3
15. Fil écru . . . . pelotons   2
16. Epingles . . . . pièces 1000
17. Aiguilles à coudre . . . .   «   40
18. Eponges . . . . livre   1
19. Tabliers de coutil noir pour opérations, avec poitrail et manches séparées . . . pièces   4
20. Bassins à pansement de fer-blanc, de diffé-rentes grandeurs . . . . pièces   4

Supplément N. 4.

c) MÉDICAMENS.

	Liv.	Onc.
1. Acetum lithargyrii	4	—
2. Acetum vini optimum	6	—
3. Acidum sulfuricum dilutum	2	—
4. Alumen crudum pulver.	1	—
5. Camphora	1	—
6. Ceratum simplex	2	—
7. Cortex chinæ contusus . . . . , . .	1	—
8. « « quercûs contusus	2	—
9. Cremor tartari	2	—
10. Emplastrum adhæsivum	3	—
11. « « « matris	1	—
12. « « « vesicatorium . . , . . .	—	6
13. Essentia absynthii	1	—
14. Flores arnicæ	1	6
15. « « chamomillæ vulgaris	2	—
16. « « sambuci ·	2	—
17. Gummi arabicum pulver.	2	—
18. Herba altheæ	2	—
19. Laudanum liquid. Syden.	—	6
20. Liquor anod. mineralis Hoffm. . . .	2	—
21. « « cornu cervi succinatus	—	6
22. Magnesia alba calcinata	1	—
23. Mercurius dulcis	—	2
24. Nitrum depuratum pulver	3	—
25. Oleum olivarum . . . . , .	2	—
26. Pulvis Doveri (opium et ipécacuanha de chacun un grain, sur huit grains de sucre) 24 doses : — indivisé	—	3
27. Pulvis opii . . . . , . .	—	1
28. Radix calami aromatici consis.	2	—
29. « « jalappæ pulv.	—	6
30. « « ipecacuanhæ pulv.	—	3
31. « « liquiritiæ concis.	4	—
32. « « rhei pulv.	—	8
33. « « valerianæ concis.	2	—
34. Saccharum album pulv.	2	—
35. « « « lactis pulv.	2	—

Supplément N°. 4.

	Liv.	Onc.
36. Saccharum saturni	1	—
37. Sal ammoniacum depur. pulv.	3	—
38. « mirabile Glauberi pulv.	3	—
39. Semen lini pulv.	4	—
40. « « sinapis pulv.	2	—
41. Spiritus salis ammoniaci caustic. . .	2	—
42. « « vini rectiff. (30 beck) . . .	10	—
43. Sulfur auratum antimonii	—	I
44. Tartarus emeticus pulv.	—	2
45. Unguentum mercuriale	—	8

d) INSTRUMENS DE CHIRURGIE.

1. Mortiers de serpentine de diverses grandeurs, à bec . . . . pièces		2
2. Mesures (l'une contenant une livre, l'autre six onces., la première de fer-blanc et la seconde d'étain) . . . . pièces		2
3. Balances (une grande à bassins de laiton, et une petite à bassins de corne) . . . . pièces		2
4. Poids médicinaux de une livre à un grain, en proportion convenable.		
5. Cuillères d'os de diverses grandeurs . pièces		4
6. Entonnoirs de fer-blanc de différentes grandeurs . . . . pièces		2
7. Spatules de fer . . . . «		4
8. Ciseaux . . . . «		1
9. Tire-bouchon . . . . «		1
10. Eponges ordinaires . . . . «		2
11. Ficelle . . . . pelotons		2
12. Fioles médicinales vides . . . . . . pièces		50
13. Pots vides . . . . «		12
14. Boîtes vides . . . . «		20
15. Petits bouchons . . . . onces		2
16. Filtres en flanelle . . . . pièces		3
17. Encre . . . . onces		8

Supplément N° 4.

18. Papier pour écrire , papier à filtrer et papier d'emballage , plumes et crayons.

e) AMEUBLEMENS DE LIT , LINGE , etc.

1. Garde-pailles vides . . . . pièces 66
2. Grands oreillers à paille vides . . . « 66
3. Couvertures de laine . . . . « 8o
4. Matelas . . . . « 4
5. Draps . . . . « 120
6. Bois de lit, plians et légers . . . . . « 12
    (Ils sont spécialement destinés aux blessés qui exigent un pansement long et pénible et qui par conséquent ne pourraient facilement être soignés couchés sur le sol).
7. Chemises ordinaires . . . . pièces 100
8. Chemises diversement fendues et garnies de rubans . . . . pièces 16
9. Bonnets de coton . . . . « 3o
10. Essuiemains . . . . « 20
11. Robes de chambre de laine . . . . . « 10

f) USTENSILES DIVERS.

1. Ecuelles à soupe . . . . pièces 4o
2. Assiettes . . . . « 4o
3. Gobelets contenant une chopine . . . « 5o
4. Biberons . . . . « 6
5. Cuillères, couteaux et fourchettes . . « 4o
6. Pots à eau et à tisane , de la contenance de quatre à six pots . . . . pièces 4
7. Pots de chambre . . . . « 4
8. Pots pour chaises percées avec leurs couverts bien ajustés . . . . pièces 4
9. Bassins à lit . . . . « 2

Supplément N°. 4.

10. Vases pour l'urine . . . . pièces 4
11. Crachoirs ordinaires . . . . « 8
12. Crachoirs à couvercles . . . . « 4
13. Lampes . . . . « 4
      (Tout ce qui précède est de fer-blanc
      ou d'étain).
14. Lanterne . . . . pièce 1
15. Planchettes pour y placer les alimens « 40
16. Appareils pour pansemens bien distribués « 4
17. Une tente spacieuse.
18. Une table qui se démonte.

g) BATERIE DE CUISINE.

1. Un chaudron de campagne, en cuivre, bien étamé.
2. Une grande casserole, de même.
3. Une chaufferette de fer.
4. Un trépied.
      (Le reste de la batterie de cuisine, trop pesant
      pour être transporté, inutile en certaines cir-
      constances, et qui d'ailleurs se trouve facile-
      ment partout, sera, suivant les cas, ou bien
      exigé en lieu et place contre une juste rétribu-
      tion, ou bien acheté lorsqu'il n'est pas pos-
      sible de l'obtenir différemment).

h) MOYENS DE TRANSPORT.

1. Simples brancards . . . . pièces 8
2. Brancard arrangé de manière à recevoir un
    matelas . . . . pièce 1

Le matériel complet susmentionné d'une section
d'ambulance est déposé sur un grand char, ou, d'après

Supplément N°. 4.

les dernières améliorations, sur deux petits chars couverts, construits pour cet usage et munis de l'attirail nécessaire, de roues de rechange, cric, hache, etc.

Le contenu de chacune des caisses appartenant à la section est déterminé ; chacune d'elles a en outre une place assignée sur le char ; plusieurs d'entr'elles sont disposées de manière à contenir tout ce qui, dans les articles marqués *e* et *f*, est nécessaire pour soigner un certain nombre de blessés ; de telle sorte cependant que chacune de ces caisses forme un ensemble susceptible d'être transporté au besoin.

La pharmacie de campagne, qui présente, lorsqu'elle est ouverte, une table solide et commode pour la préparation des médicamens, ainsi que la caisse qui renferme la partie la plus nécessaire de l'attirail de chirurgie, occupent sur leur char une place qui permet de les descendre facilement sans qu'il faille toucher au reste de la charge. —Une table destinée à les y déposer en facilite l'usage et peut au besoin servir de table d'opération.

Les couvertures, matelas, lits, plians, etc., occupent la partie supérieure du char ; le tout est abrité par un couvert voûté de fort coutil, peint à l'huile et imperméable.

Supplément N°. 5.

FORMULAIRES.

Chaque employé sanitaire appelé à un service actif reçoit les formulaires dont il a besoin en nombre suffisant. Le Commissariat fédéral des guerres pourvoit à leur remplacement ; s'il ne le pouvait faire, ils devront être dressés manuscrit.

Ces formulaires imprimés sur format convenable, seront remplis, *complètement et avec soin*, par les employés sanitaires que cela concerne ; car tôt ou tard, ils devront entrer à titre de pièces justificatives dans les archives du Commissariat des guerres fédéral, et par conséquent servir à faire connaître l'exactitude et le soin avec lequel ceux qui les auront dressés, se seront acquittés de leurs fonctions.

Supplément N°. 5.

A.

Rapport hebdomadaire.

(Nom du bataillon ou de la compagnie).

Etat des malades soignés a
ou envoyés à l'hôpital, depuis le
jusqu'au   18   inclusivement.

Détails particuliers.

(La place vide de la première feuille et lorsque celle-ci
ne suffira pas, la fin du rapport présentera :
1°. Des observations générales sur l'état sanitaire du
corps susmentionné et des compagnies ou détachemens
isolés, qui pourraient être annexés à ce corps pour les
soins médicaux.

(La suite plus bas).

Supplément N°. 5.

DATE.	DÉSIGNATION DES MALADES.			
	NOMS ET PRÉNOMS.	LIEU D'ORIGINE.	GRADE.	COMPAGNIE.

Supplément N°. 5.

MALADIE.	MÉDICAMENS EMPLOYÉS.	Exemption du service pour heures.	OBSERVATIONS.
			Rétabli! . . . . *encore en traitement!* . . . *envoyé à l'hôpital de!* . . . *mort!* . . . (Le tout accompagné des dates).

Supplément N°. 5.

2°. Des remarques sur l'exécution des mesures de police sanitaire, qui auraient été prescrites.

3°. L'indication du nombre et de l'état sanitaire des hommes nouvellement arrivés au corps.

4°. D'autres avis relatifs au service).

(Le rapport hebdomadaire se termine par la désignation du lieu de sa rédaction et la date ; il est signé par le Chirurgien de bataillon ou d'artillerie qui l'a expédié).

B.

Billet d'entrée à l'hôpital militaire d   (1)

L'Econome de l'hôpital est invité à recevoir dans l'hôpital,

(2)   porteur de ce billet, natif de

Canton d   (3)   dans   (4)   compagnie   (5)

bataillon   (6)   pour y être soigné de sa maladie.

Il est atteint d   (7)

Fait à   le   18

Visé pour l'entrée à l'hôpital,   Le Chirurgien   ,   (8)
le Médecin de l'hôpital

---

(1) Nom du lieu.   (2) Le nom de baptême et de famille.   (3) Grade.   (4) Corps.   (5) Nom du Capitaine.   (6) Nom du Chef de bataillon.   (7) Nom de la maladie.   (8) De bataillon ou d'artillerie.

Supplément N°. 5.

Etat de l'armement, grand et petit équipement, que le malade emporte à l'hôpital avec lui.

Nombre des pièces.

Havresac (ou porte-manteau) . . . . · . .

Chemises . . . .

Bas (paires) . . . .

Cravate . . . .

    etc., etc.

Certifié exact à   le   18

par le Commandant de la compagnie

C.

Billet de sortie de l'hôpital militaire d   (1)

        (2)   porteur de ce billet, natif d

Canton d   dans l   (3)   compagnie

bataillon   a été reçu dans cet hôpital sur un billet d'entrée de   (4)

et y a été soigné depuis   jusqu'à ce jour.

   Demain matin de bonne heure il retournera à son corps, guéri de sa maladie.

          OBSERVATION.

   Le billet d'évacuation avec lequel le militaire susnommé
est entré dans cet hôpital-ci, certifie qu'il a été antérieurement malade dans l'hôpital d   pen-
dant   jours.

   Donné à   le   18

                    Le Médecin d'hôpital

---

(1) Nom du lieu.   (2) Nom et prénoms.   (3) Arme.   (4) Nom de l'ambulance ou de l'hôpital.

Supplément N°. 5.

Etat de l'armement, grand et petit équipement, que le militaire nommé d'autre part emporte de l'hôpital.

Nombre de pièces.

Havresac (ou porte-manteau) . . . . . .
Chemises . . . .
Bas (paires) . . . .
Cravates . . . .
    etc., etc.

Certifié exact à l'hôpital militaire d

le   18

              l'Econome,

Supplément N°. 5.

D.

Tableau d'évacuation.

L'Econome de { *l'hôpital militaire* } d (*lieu*)
{ *l'ambulance* }

est invité à recevoir de son mieux un transport de malades et de blessés parti de { *l'ambulance* } d (*lieu*)
{ *l'hôpital militaire* }

pour se rendre, en suivant la feuille de route ci-jointe,
à { *l'hôpital militaire* } d (*lieu*).
{ *l'ambulance* }

Feuille de route.

Le	à la station d
le	à la station d
le	à la station d

La conduite, la surveillance et le soin du transport
sont confiés :

Au Chirurgien ,

A l'Infirmier ,

Au Sous-Officier   de la compagnie   bataillon

Les diverses autorités communales sont invitées à pourvoir sur réquisition , à tout ce qu'exigerait le transport, tant en fait de soins qu'eu égard à la rapidité de sa marche , et en général à lui fournir toute espèce de secours et d'appui :

Chars.   Bateaux.

Chevaux.   Bateliers.

NB. (Les chars ou les bateaux partis d'une ambulance ou d'un hôpital militaire, après avoir terminé les diverses stations qui leur auront été prescrites, reviendront sans s'arrêter et par le même chemin au lieu de leur départ. Les autorités militaires devront non-seulement n'apporter aucun retard à leur retour et ne les employer à aucun autre service, mais encore accélérer autant que possible leur marche).

Supplément N°. 5.

Tableau nominal des blessés et malades.

Nom de baptême et de famille.	Lieu d'origine.	Grade.	Compagnie.	Corps.	Maladie.	Etait dans l'hôpital (ou dans l'ambulance) depuis jours.	OBSERVATIONS.
							(Le malade a-t-il été antérieurement dans un autre hôpital ou ambulance? — et où? — combien de temps?)

Supplément N°. 5.

Tableau des effets qu'ils emportent.

Chemises.	Bas (paires).			Souliers (paires).	Guêtres (paires).			Habit.	Veste.			Fusil.	Sabre.		

Supplément N°. 5.

Tableau des effets

qui appartiennent à   (1)   d   (2)   et en sont sortis pour le service du transport pendant la route. Ces effets seront rapportés après la remise des évacués, par le conducteur du convoi, qui en répondra.

Nombre des pièces.

Couvertures de laine . . . .
Garde-pailles . . . .
Oreillers . . . .
Matelas . . . .
Draps. . . . .
Capotes . . . .
Bassins . . . .
Vases de nuit . . . .
Pots pour tisane . . . .
Gobelets pour boire . . . .
Brancards . . . .
Appareils suspenseurs . . . .
Lanternes . . . .
Chars . . . .

Ainsi fait en deux doubles (dont l'un servira de billet d'entrée et l'autre sera rapporté par le conducteur du transport, avec le reçu certifiant la remise exacte).

A   le   18

L'Économe de l   (3)   Le   (4)
d

Le soussigné   (5)   à   certifie que les blessés et les malades susnommés, ainsi que leurs effets, ont été remis.

A   le   18

---

(1) L'ambulance ou l'hôpital.   (2) Lieu.   (3) L'ambulance, l'hôpital militaire.   (4) Chirurgien directeur de l'ambulance, — Médecin de l'hôpital.   (5) Médecin d'hôpital. — Chirurgien d'ambulance.

Supplément N°. 5.

E.

Troupes fédérales.

(Nom du corps ou de l'hôpital).

Extrait mortuaire.

Les soussignés certifient que
natif d   Canton d
          dans l   compagnie
bataillon   est mort à la suite d
le   du mois d   de cette année à   heures du
                  après avoir été malade à
pendant   jours.
    Fait à   le   18

(L'extrait mortuaire est signé selon le cas, soit par le
Chirurgien de bataillon ou d'artillerie et le Commandant du
corps, soit par le Médecin d'hôpital ou par le Chirurgien
directeur de l'ambulance et l'Econome que cela concerne).

Le soussigné Pasteur à   certifie que le
décès du militaire susnommé à été inscrit dans les re-
gistres de la paroisse d   sous la date du
présent extrait mortuaire, et que le défunt a été ense-
veli le   du mois d   dans le cimetière d
    Le   18

Supplément N°. 5.

Etat de l'armement, grand et petit équipement, que le défunt a laissé.

————————

Nombre des pièces.

Havresac (ou porte-manteau) . . . . . .
Chemises . . . .
Cravates . . . .
    etc.

Argent comptant . . . . Fr. bz. rap.

Certifié exact à   le   18
     par l   (1)

————————————————

(1) Le Commandant de la compagnie , — l'Econome , —

Supplément N. 5.

F.

Rapport hebdomadaire sur les malades

de $\left\{ \begin{array}{l} \textit{l'hôpital militaire} \\ \textit{l'ambulance} \end{array} \right\}$ d

depuis le   jusqu'au   18

inclusivement.

Détails particuliers.

La place vide de la première et de la dernière page de ce rapport, ou s'il y a lieu, une feuille séparée qui lui sera ajoutée, renfermera :

1°. Des annotations sur l'état de l'hôpital en général.

2°. Des observations sur la constitution épidémique générale et sur le caractère des maladies qui ont prédominé dans l'hôpital.

3°. Des détails spéciaux sur certains cas importans de maladies tant internes qu'externes.

(La suite plus bas).

	Maladies internes.									Maladies externes.								
	Fièvre inflammatoire.	Fièvre nerveuse.	Fièvre bilieuse.		Péripneumonie.	Dyssenterie.	Rhumatisme.	Paralysie.	Total des maladies internes.	Blessures.		Ulcères.		Siphilis.		Gale.	Total des maladies externes.	SOMME.
Le 18 il restait à l'hôpital (Cet article doit coïncider exactement avec la fin du rapport précédent).																		
Entrée du jusqu'au inclusivement { Venus des corps de l' (hôpital) (ambulance) de																		
Somme des restans et des arrivans.																		
Parmi eux sont dangereusement malades (').																		
Sortie { Guéris.																		
Evacués sur (lieu).																		
Renvoyés incapables de service.																		
Morts.																		
Il reste donc aujourd'hui 18																		

(') On emploiera des chiffres romains dans la colonne des malades en danger.

Certifié exact par le Médecin d'hôpital ,

Supplément N°. 5.

4°. L'énumération nominale des morts, avec un rapport abrégé sur la nature et la marche de leurs maladies.

5°. Un rapport sur les malades que le Médecin d'hôpital considère comme incurables ou impropres au service militaire ultérieur.

6°. Un relevé des malades qui furent reçus sans billets d'entrée, avec l'énonciation des circonstances qui y donnèrent lieu.

Supplément N°. 5.

G.

Troupes fédérales.

$$\left\{ \begin{array}{c} \textit{Hôpital militaire} \\ \textit{ou} \\ \textit{ambulance} \end{array} \right\} \text{ d}$$

ÉTAT NOMINAL

des militaires malades qui ont été traités depuis le
jusqu'au   18   inclusivement.

Supplément N° 5.

TRANSPORT ET ENTRÉE.		GENRE D'ENTRÉE.	NOMS ET PRÉNOMS.	LIEU D'ORIGINE.	GRADE.	COMPAGNIE.	CORPS.
MOIS.	JOUR.						
(Les transports de malades d'un relevé antérieur sont désignés ici par — — tandis que pour les arrivans, la date de l'entrée doit être indiquée.		(Est-ce sur un billet d'entrée d'un corps? — par suite de l'évacuation de l'hôpital [ou ambulance] de . . . . ? ou par réception extraordinaire?)					

Supplément N°. 5.

NOM DE LA MALADIE.	SORTIE ET RESTANS.		GENRE DE SORTIE.	NOMBRE DES JOURS DE TRAITEMENT·
	MOIS.	JOUR.		
	(Le jour de la sortie des sortans est indiqué, tandis que les restans sont seulement désignes par — —)		(Guéri? –– incapable de servir? –– évacué sur...? –– mort?)	(On ne compte que les jours qui tombent dans l'espace indiqué par le titre).
			Somme des jours de traitement	

Supplément N°. 5.

Récapitulation.

Reste à la clôture du précédent état
le   18   . . . . . .

ENTRÉE.

Arrivés des corps avec billets d'entrée . . . . . .

Arrivés de l' { *ambulance* / *hôpital* } d . . . .

etc.

Total

SORTIE.

Sont retournés à leurs corps . . . .
Ont été renvoyés chez eux . . . .
Morts . . . .

Evacuées sur l' { *ambulance* / *hôpital militaire* } d   (lieu)

etc.

Total

Il reste donc aujourd'hui   18
Certifié exact, et ainsi fait à   le   18

L'Econome ,

Visé et trouvé conforme

le { *Médecin d'hôpital* / *Chirurgien directeur* / *de l'ambulance* }

	Officiers.	Sous-officiers et soldats.

TABLE DES MATIÈRES.